Budnowski, Koller, Kreuter-Müller, Widhalm

Ernährung bei Erkrankungen der Leber

maudrich.gesund essen

Agnes Budnowski, Flora Koller
Martina Kreuter-Müller, Angelika Widhalm

Ernährung bei Erkrankungen der Leber

maudrich

Bibliografische Information der Deutschen Nationalbibliothek
Die Deutsche Nationalbibliothek verzeichnet diese Publikation in der Deutschen Nationalbibliografie; detaillierte bibliografische Daten sind im Internet über http://dnb.d-nb.de abrufbar.

Bildnachweis:
S. 8, 12, 17, 19 unten, 21, 23, 24, 26, 31, 39, 44, 45, 46, 51, 55, 134: fotolia.com
S. 19 oben: essteam.de
S. 28, 56, 62, 150: istockphoto.com
S. 40, 80, 92, 102, 106, 116, 162: stock.adobe.com
S. 66, 68, 72, 84, 88, 90, 100, 110, 122, 144, 152, 158: Victoria Posch und Esther Karner, Wien
S. 77, 82, 86: Trias Verlag, Stuttgart

2. Auflage 2018

Lektorat: Sigrid Nindl, Sabine Schlüter, Wien
Satz: Florian Spielauer, Wien
Umschlagbild: Victoria Posch und Esther Karner, Wien
Covergestaltung: facultas nach einem Design von studiob.a.c.k.
Druck: Ferdinand Berger & Söhne, Horn
Printed in Austria
ISBN 978-3-99002-084-5
ePDF: ISBN 978-3-99030-825-7

INHALTSVERZEICHNIS

VORWORT

Tausende Menschen sind leberkrank, ohne auch nur etwas davon zu ahnen – ein Zeichen dafür, dass darüber ein zum Teil erheblicher Informationsbedarf in der Bevölkerung, aber auch bei vielen Ärztinnen und Ärzten besteht. Dieses Buch soll informativ und aufklärend wirken.

Die meisten von uns wissen nicht, dass eine Erkrankung der Leber keine Randerscheinung darstellt. Tatsache ist: Eine Lebererkrankung kann jeden treffen – auch ganz ohne Alkoholproblem!

Eine Vielzahl von Ursachen kann im Grunde jeden Menschen zu einem potenziellen Virusträger und auch -überträger machen. Die wichtigsten infektiösen Krankheitserreger wurden erst in den letzten fünfzig Jahren nachgewiesen. Damit wurden die Voraussetzungen für eine effektive Verhinderung ihrer Übertragung und für die Entwicklung von immer besseren Therapiemaßnahmen geschaffen.

Ein wichtiger Faktor bei Leber- und Gallenerkrankungen ist die Ernährung. Fettleber und Steatohepatitis, die häufigste Lebererkrankung in modernen Industriegesellschaften, beruhen auf Über- und Fehlernährung. Im Gegensatz dazu kommt es bei vielen chronischen Lebererkrankungen zu einer schweren Unterernährung, insbesondere zu einem Verlust an Muskeleiweiß. Darüber hinaus können spezifische Mangelzustände bestehen. Viele überlieferte und gut gemeinte Diäten können die bestehenden Ernährungsprobleme bei chronischen Leberkrankheiten sogar verschärfen.

Dieses Buch soll ein Leitfaden zur Vorbeugung und begleitenden Therapie durch richtige Ernährung bei Lebererkrankungen sein.

Die Autorinnen

DIE LEBER – UNSERE STOFFWECHSELZENTRALE

Die Leber liegt im rechten Oberbauch unterhalb des Zwerchfells und ist nach der Haut das zweitgrößte Organ des Körpers. Bei normaler Größe kann der untere Leberrand knapp unterhalb des rechten Rippenbogens ertastet werden.

Schon die doppelte Gefäßversorgung und der hohe Blutfluss zeigen, dass die Leber eine zentrale Rolle im Stoffwechsel einnimmt. Die Leberarterie bringt sauerstoffreiches Blut, daneben führt das venöse Pfortadersystem nährstoffreiches Blut aus dem Darm zur Leber. Die Leber wirkt als effizienter Filter für über die Nahrung zugeführte Giftstoffe sowie Krankheitserreger und verhindert, dass diese in den Körper gelangen.

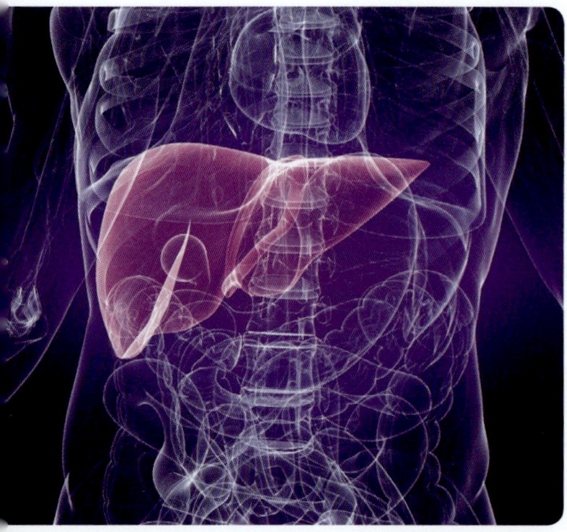

Hauptaufgaben der Leber

- konstante Bereitstellung von Energie
- Bildung von Eiweißbausteinen (Aminosäuren) und Eiweißen
- Produktion von Galle zur Fettverdauung, Stoffwechselregulation und Übernahme von Signalfunktionen im Körper
- Beseitigung von Giftstoffen und toxischen Stoffwechselprodukten
- immunologische Funktionen
- Speicherung von Nähr- und Mineralstoffen sowie Vitaminen

Kohlenhydratstoffwechsel

Eine wichtige Aufgabe der Leber ist die **Regulation des Nährstoffgehaltes** im Blut.

Ein konstanter Blutzuckerspiegel ist wichtig, da Zucker die wichtigste Energiequelle für das Gehirn darstellt und eine Unterzuckerung (Hypoglykämie) daher gefährlich sein kann.

Unser wichtigster Energielieferant, Traubenzucker (Glukose), wird in der Leber als Glykogen gespeichert und zwischen den Mahlzeiten freigesetzt. Die Zuckerreserven des Leberspeichers reichen aber nur für kurze Zeit, weshalb die Leber zusätzlich Glukose aus Muskeleiweiß und Fettgewebe bilden kann (Glukoneogenese).
Bei übermäßiger Kohlenhydratzufuhr – und hier vor allem nach Genuss von Fruktose (Fruchtzucker) – beginnt die Leber, Zucker in Fettsäuren umzuwandeln. Diese werden im Fettgewebe und auch in der Leber selbst als Triglyzeride zwischengelagert; eine Fettleber (Steatose) ist die Folge.

Eiweißstoffwechsel

Das über die Nahrung aufgenommene Eiweiß wird im oberen Verdauungstrakt mechanisch und chemisch gespalten, im Dünndarm in Form von Aminosäuren aufgenommen und zur Leber transportiert. Die Leber bildet aus diesen Bausteinen neue, für den Körper **wichtige Eiweiße**, darunter das Transportprotein Albumin. Leberkranke haben daher niedrige Albuminkonzentrationen. Auch Proteine, die für die Infektabwehr wichtig sind, werden in der Leber erzeugt. Weiters ist die Leber an der **Bildung von Hormonen und Blutgerinnungsfaktoren** beteiligt. Erst dadurch kann eine Blutung im Rahmen einer Verletzung zum Stillstand gebracht werden. Ist die Leber durch eine Erkrankung geschwächt, kann es durch Mangel dieser Eiweißstoffe zu Flüssigkeitseinlagerungen im Körper oder Bauchraum (Bauchwassersucht), zu Infektanfälligkeit und zu Blutergüssen kommen.

Fettstoffwechsel

Durch die Produktion von etwa 600 ml **Gallenflüssigkeit** pro Tag wird die Verdauung von Fetten ermöglicht. Die Galle wird in der Gallenblase gespeichert und konzentriert. Bei Aufnahme fettreicher Speisen zieht sich die Gallenblase zusammen und die Galle wird über den Gallengang in den Zwölffingerdarm ausgeschüttet. Die Fette können nun im Dünndarm mithilfe der Galle in kleine Tröpfchen zerlegt (emulgiert) und somit nach Aufspaltung durch die Fermente der Bauchspeicheldrüse über den Darm aufgenommen werden.

Über die Gallenflüssigkeit ist es auch möglich, den Cholesteringehalt im Körper zu regulieren.
Weil Fette im Blut nicht löslich sind, werden von der Leber spezielle Transporter, die Lipoproteine, gebildet. Damit können die an diese Eiweiße gebundenen Fettsäuren zu den Fettzellen gebracht und dort gelagert werden. Bei Nährstoffmangel werden sie wieder freigesetzt und zur Leber zurückgebracht, um als Energielieferanten zu dienen.
Wichtig ist auch die Aktivierung des fettlöslichen Vitamin D in der Leber. Dieses ist am Knochenstoffwechsel und an der Immunabwehr sowie an vielen weiteren Körperfunktionen beteiligt.

Biotransformation und Entgiftung

Neben anderen Aufgaben ist die Leber auch an der **Beseitigung von gefährlichen Stoffwechselprodukten** beteiligt. Beim Untergang von Blutzellen wird das potenziell giftige Bilirubin (der aus dem Abbau des Blutfarbstoffs Hämoglobin entstehende gelbe Gallenfarbstoff) freigesetzt, in der Leber in eine ungefährliche Form umgewandelt und großteils über die Galle ausgeschieden.
Ist die Leber erkrankt, wird **Bilirubin** in den meisten Organen, unter anderem auch in den Bindehäuten der Augen und der Haut, abgelagert. Die Folge ist die sogenannte Gelbsucht (medizinisch „Ikterus“ genannt).
Eine weitere für den Körper gefährliche Substanz ist **Ammoniak**, ein Abbauprodukt des Eiweißstoffwechsels. Die Leber ist in der Lage, Ammoniak über die Bildung von Harnstoff oder der Aminosäure Glutamin unschädlich zu machen. Bei schweren Leberschäden steigen die Ammoniakwerte im Blut an, wodurch es zu Störungen der Gehirnfunktion mit Verwirrtheit bis zum Bewusstseinsverlust kommen kann (hepatische Enzephalopathie, Leberkoma).
Durch den oben erwähnten Kreislauf über das Pfortadersystem wird die frühe Ausscheidung von über die Nahrung zugeführten Giften (z. B. Alkohol und Medikamente) möglich.
Ist die Leber umgebaut (medizinisch: Zirrhose), kommt es zu einer Vermehrung der Darmdurchblutung; gleichzeitig kann die über die Pfortader gelieferte Blutmenge nicht mehr aufgenommen werden. Das Blut staut sich vor der Leber. Im Lauf der Erkrankung bilden sich Umgehungs-

kreisläufe aus, wodurch Giftstoffe direkt in den Körper gelangen. Besonders gefährlich kann die Entstehung von Krampfadern in der Speiseröhre (Varizen) sein, da diese zu lebensbedrohenden Blutungen führen können.

Die Leber als Speicherorgan

Neben Glykogen und Fett speichert die Leber auch Vitamine (A, B_{12}, D, E, K, Folsäure) sowie Mineralstoffe (Eisen, Kupfer). Bei genetischen Störungen des Eisen- bzw. Kupferstoffwechsels kann dies zur Überladung mit dem jeweiligen Metall führen, wodurch das Organ schweren Schaden nehmen kann.

Was sind Leberwerte?

Als Leberwerte bezeichnet man bestimmte Markersubstanzen im Blut, die bei Leberschäden aus den Zellen freigesetzt werden und eine Schädigung des Organs anzeigen können. Dazu gehören die Aktivitäten folgender Enzyme:

- ALT (GPT) = Alanin-Aminotransferase
- AST (GOT) = Aspartat-Aminotransferase
- Gamma-GT = Gamma-Glutamyl-Transferase
- AP = Alkalische Phosphatase

Hinzu kommt die Konzentration von Stoffwechselprodukten wie Bilirubin und Ammoniak, die bei Lebererkrankungen aufgrund einer gestörten Ausscheidung erhöht sein können. Die Fähigkeit der Leber, Eiweißstoffe zu erzeugen, ist erst bei fortgeschrittenen Lebererkrankungen eingeschränkt und führt dann zu Störungen der Blutgerinnung und der Albuminkonzentration.
Die häufigsten Ursachen für einen Anstieg der Leberwerte sind Leberzellschäden durch Leberverfettung, Einnahme von Medikamenten oder Alkohol. Daneben kommen (virale, bakterielle, parasitäre) Infektionskrankheiten, Stoffwechselstörungen und toxische, immunologische oder andere Schädigungen als Verursacher infrage.

Warum ist es wichtig, seine Leberwerte zu kennen?

Eine Abklärung Ihrer Leberwerte gibt Ihnen die Chance, leberschädigende Faktoren zu erkennen, zu beseitigen und im Bedarfsfall eine geeignete Therapie einzuleiten.

Besteht eine unerkannte Erkrankung der Leber über viele Jahre, kann eine Bindegewebsvermehrung (Fibrose), ein Umbau der Leberarchitektur (Zirrhose) und – meist als Folge Letzterer – ein Leberzellkarzinom (Leberkrebs) entstehen.

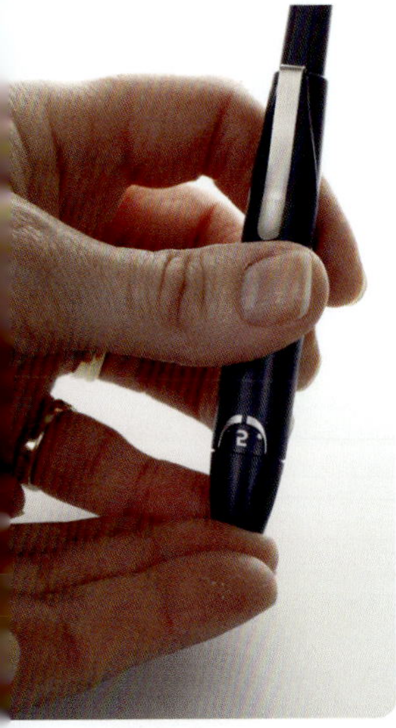

Anzeichen einer Lebererkrankung

Viele Lebererkrankungen werden erst spät erkannt, denn die Leber ist ein „stilles“ Organ. Tückisch daran ist, dass die Leber selbst kaum schmerzempfindlich ist und keine Warnzeichen aussendet. Da sie große Funktionsreserven besitzt, bleiben Lebererkrankungen häufig unbemerkt. Achten Sie daher auf ungewohnte Körpersignale und lassen Sie regelmäßig Ihre Leberwerte im Blut überprüfen. Wenn Sie verunsichert sind, kann Ihnen Ihre Ärztin oder Ihr Arzt weiterhelfen. Durch eine genaue Beschreibung Ihrer Beschwerden ermöglichen Sie die Einleitung gezielter weiterführender Untersuchungen. Sind erhöhte Leberwerte bekannt, muss die Ursache für diese Veränderung untersucht werden. Im Folgenden finden Sie Symptome, die auf eine Leber- oder Gallenerkrankung hinweisen können. Viele davon sind unspezifisch und können lange übersehen werden.

Hinweise auf eine Leber- oder Gallenerkrankung

- ungeklärte ständige Müdigkeit, Konzentrations- und Schlafstörungen
- Appetitverlust
- erhöhte Albumin- und niedrige Bilirubin-Werte, erhöhte Werte der Leberenzyme ALT oder AST (siehe S. 11)
- Wassereinlagerungen in den Beinen (Ödeme) oder im Bauchraum (Aszites)
- gelb gefärbte Haut, starker Juckreiz

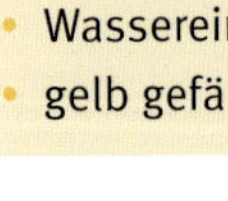

Tipp: Ein geringes oder ein erhöhtes Risiko für Lebererkrankungen können Sie mittels Selbsttest auf der Homepage „Leberhilfe Projekt gUG“ rasch herausfinden: www.lebertest.de. Dabei werden auf der Basis des Ergebnisses auch individuelle Empfehlungen zur Vorsorge geliefert.

ERNÄHRUNG BEI LEBERERKRANKUNGEN

Fettleber

Physiologischer und pathophysiologischer Hintergrund

Das Lebergewebe enthält normalerweise nur wenige Prozent Fett (ca. 5%). Wenn der Fettgehalt der Leber zunimmt, spricht man von einer Fettleber (Steatose).
Leberzellen nehmen über das Pfortader-Blut und aus dem Fettgewebe Fettsäuren auf. Ein Teil wird direkt zur Energiegewinnung verwendet, indem die Leberzellen das Fettgewebe abbauen. Der überwiegende Anteil wird allerdings in Triglyzeride umgewandelt. Diese werden wieder in die Blutlaufbahn abgegeben, um anderen Körperzellen zur Verfügung zu stehen. Insulin hat in diesem Zusammenspiel einen bedeutenden Einfluss. Ist das Gleichgewicht in diesem komplexen Stoffwechsel allerdings aus diversen Gründen gestört, werden die Leberzellen mit Fettsäuren „überschwemmt" und diese zu Triglyzeriden zusammengeschlossen. Außerdem kann es zu einer Verfettung der Leber kommen, wenn diese mehr Gifte verstoffwechseln muss, als sie verarbeiten oder speichern kann. Der Fettanteil der Leber kann bei einer Steatose auf bis zu 50% steigen.

Symptome und Ursachen einer Fettleber

Da die Fettleber auf umliegende nervendurchzogene Gewebe und Organe Druck ausübt, kann man durch das „Anschwellen" der Leber im Oberbauch ein unangenehmes Druckgefühl verspüren. Auch von Völlegefühl berichten viele Betroffene. Ultraschalluntersuchungen bei einer Steatose zeigen die Leber wesentlich heller an als die dahinterliegende Niere.
Häufige Ursachen dieser Störung sind:

- Überernährung, Übergewicht, Adipositas
- Wenig körperliche Aktivität
- Regelmäßiger Alkoholgenuss
- Insulinresistenz, Fettstoffwechselstörungen, Diabetes mellitus, metabolisches Syndrom

- Manche Medikamente
- Chronische Entzündungen im Bauchraum
- Störungen der Darmdurchblutung
- Immunerkrankungen
- Rasches Abnehmen sowie schwere Mangelernährung

Es wird zwischen der nicht-alkoholischen und der alkoholischen Fettleber unterschieden. Dabei wird die nicht-alkoholische Fettleber von Experten als „neue" Volkskrankheit angesehen, von der zumeist übergewichtige Personen betroffen sind. Im Gegensatz dazu leidet nur ein geringer Prozentsatz (3–16%) der Normalgewichtigen an einer nicht-alkoholischen Fettleber. Hier sind u. a. Zöliakie-PatientInnen betroffen, da bestimmte Stoffwechselprozesse bei dieser Immunerkrankung zu Fettleber führen. Durch den konsequenten Verzicht auf Gluten bildet sich die Leber hier aber auf „Normalbefund" zurück.
In den letzten Jahren wurde auch der **Fruchtzucker** (Fruktose) als Faktor bei der Verursachung einer Leberverfettung identifiziert. Vor allem in den USA, wo Softdrinks und andere Lebensmittel durch Glukose-Fruktose-Sirup gesüßt und in großen Mengen genossen werden, hat die nicht-alkoholische Fettleber parallel mit der Verbreitung von Fruktose und einer noch nie gekannten Häufigkeit von Übergewicht rapide zugenommen. Es ist daher anzunehmen, dass diese Zuckerart bei den genannten Erkrankungen eine ursächliche Rolle spielt. Ersetzen Sie deshalb zuckergesüßte Getränke sowie Obst- und Gemüsesäfte durch **kalorienfreie Getränke** wie Wasser oder ungesüßten Tee.

Folgen einer Fettleber

Durch die Einlagerung von Fett wird die Funktion der Leberzellen gestört, Folge ist die Ausschüttung bestimmter negativ wirkender Substanzen aus der Leber. Vor allem Fettansammlungen im Bauchraum wirken ungünstig, da bei stammbetontem Übergewicht („Apfeltyp") von den Fettzellen u. a. Botenstoffe (Zytokine) produziert werden, die stille Entzündungen in der Leber bewirken. Überdies wird dadurch auch das Risiko für weitere metabolische Erkrankungen gesteigert (Insulinresistenz, Arteriosklerose und Herzerkrankungen). Häufig leiden auch das Immunsystem, die Blutgerinnung, die Entgiftung des Körpers sowie die Verdauung darunter.

Therapie einer Fettleber

Die Therapie der Fettleber besteht vor allem in der **Ausschaltung des Auslösers** (Alkohol, kohlenhydratreiche Ernährung) und in der Korrektur der zugrunde liegenden Stoffwechselstörung wie z. B. Insulinresistenz, Diabetes oder Fettstoffwechselstörung. Fallen die Auslöser weg, gehen auch die Fetteinlagerungen zurück und die Leber erholt sich wieder. Bei der **alkoholischen Fettleber** muss also auf Alkohol verzichtet werden; die entsprechende Therapie ist hier die Alkohol-Abstinenz.
Bei der **nicht-alkoholischen Fettleber** und bei gleichzeitig bestehendem Übergewicht steht eine Gewichtsreduktion an erster Stelle. Ziel dabei ist eine nachhaltige Reduktion des Körpergewichts bzw. der Fettmasse von zumindest 0,5–1,0 kg pro Woche.

> Als Therapiegrundlage gelten hier für Ärztinnen, Ärzte und ernährungsmedizinische Fachkreise die „Adipositas-Leitlinien".

Eine Reduktion der Fettmasse lässt sich generell mit jeder Diät erzielen – vorausgesetzt, sie bringt ein Energiedefizit mit sich. Beispiele sind:

- niedrigkalorische Diäten (Einschränkung der gesamten Kalorien-Aufnahme),
- „low-carb" (Reduktion des Kohlenhydrat-Verzehrs) oder
- fett- und kohlenhydratreduzierte Diäten (es wird weniger Fett und es werden weniger Kohlenhydrate gegessen).

Aus unterschiedlichen Untersuchungen ist inzwischen bekannt, dass eine Reduktion der Kohlenhydrate dafür sorgt, dass weniger Fett gebildet wird und eine geringere Einlagerung in die Leber erfolgt. Dieser Effekt tritt vorwiegen dann auf, wenn zuvor übermäßig viele Kohlenhydrate konsumiert wurden („Kohlenhydrat-Mast"). Methoden, bei denen Kohlenhydrate reduziert werden, erscheinen bei einem kurzfristigen Diätprogramm (zwei Wochen) wirkungsvoller als eine allgemeine Einschränkung der Kalorienzufuhr.

Häufige Problematik: Bei herkömmlichen Diäten steigt aufgrund des geringen Durchhaltevermögens das Gewicht nach einem gewissen Zeitraum typischerweise wieder an. Aus diesem Grund wurden bei Fettleber spezielle Diäten entwickelt.

Studienerprobte Diät-Beispiele zur Therapie der nicht-alkoholischen Fettleber

Vom „Leberfasten nach Dr. Worm" profitieren vorwiegend übergewichtige Betroffene mit diabetischer Stoffwechsellage und erhöhtem „Fatty-Liver-Index"*. Dieses Fastenprinzip basiert auf einer niedrigkalorischen, kohlenhydratreduzierten und eiweißoptimierten Ernährung. Dabei steht die Gewichtsreduktion nicht im Vordergrund, ist allerdings ein willkommener Nebeneffekt. Primär sollen die Entfettung der Leber, das Durchbrechen der Insulin-Resistenz sowie die Normalisierung der Stoffwechsellage behandelt werden. Das „Leberfasten" ist somit eine speziell zusammengestellte Kost zur Optimierung des Stoffwechsels bei Verfettung der Leber.

Modelle des Leberfastens sind:

- **„Intensives Leberfasten" über 2 Wochen (mittels Formula-Diäten/Shakes)**
  Mit dem Begriff „Formula-Diäten" oder Mahlzeitenersatz-Therapie ist der Einsatz von speziellen Shakes bzw. Drinks anstelle von festen Mahlzeiten gemeint. Laut Untersuchungen erzielt diese Diätform größere Erfolge als herkömmliche kalorienreduzierte Diäten. Dies gilt sowohl für die anfängliche Gewichtsreduktion als auch für den Erhalt des reduzierten Körpergewichtes. Überdies brechen laut Studien weniger Diätwillige die Ernährungsumstellung mithilfe von niedrigkalorischer Formula-Diät ab als bei klassischen kalorienreduzierten Mischkost-Diäten.
- **„Sanftes Leberfasten" über 3 Monate**
  Für Personen, die aufgrund einer Abneigung oder Unverträglichkeit keine Shakes trinken möchten, wurde eine spezielle Ernährungsform entwickelt, die ebenso gute Erfolge verspricht.

* Der Fatty-Liver-Index (FLI) zeigt relativ zuverlässig an, ob die Leber verfettet ist; zur Berechnung dieses Wertes sind der Triglyzerid-Spiegel, das Gamma-GT (jeweils aus einer Blutabnahme) sowie Bauchumfang, Körpergewicht und -größe nötig.

1. Vorgehen bei „intensivem Leberfasten“ über 2 Wochen (mittels Formula-Diäten/Shakes)

- Dauer: 14 Tage
- 3 Mahlzeiten werden in Form eines kohlenhydratarmen, eiweißreichen Shakes (Hepafast®, Firma Bodymed) mit einem hohen Anteil an Haferballaststoffen (insbesondere Beta-Glukane) und weiteren „leberaktiven“ Zusatzstoffen (wie Cholin, Taurin, Omega-3-Fettsäuren, L-Carnitin und Inulin) eingenommen

Tipp: Dieser Shake kann alternativ auch selbst hergestellt werden (siehe Rezepte S. 64)

- 1–2 gekochte und/oder rohe Gemüsemahlzeiten mit insgesamt max. 200 Kalorien können zusätzlich verzehrt werden (Verzehrszeitpunkt: 1 Stunde rund um den getrunkenen Shake)

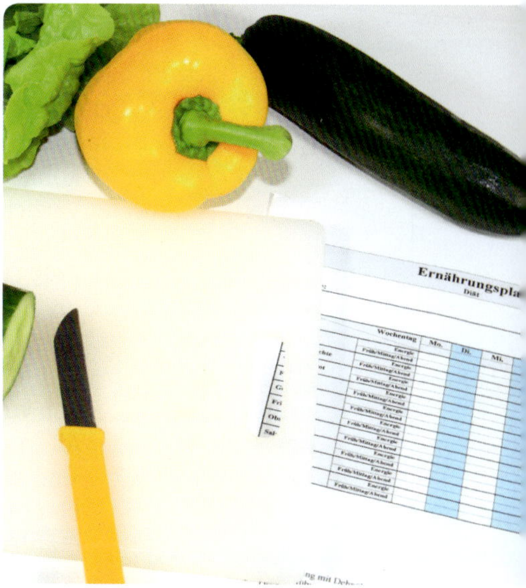

- Zwischen den Mahlzeiten sollten 4–5 Stunden Essenspause liegen, damit die Fettverbrennung stattfinden kann
- Vorteile: Energiezufuhr von max. 1.000 kcal pro Tag mit guter Sättigungswirkung. Die Effektivität des Konzeptes wurde in mehreren Studien bestätigt, wobei die StudienteilnehmerInnen ein gutes Durchhaltevermögen zeigten; das Konzept ist in den „Adipositas-Leitlinien“ verankert und stellt eine schnelle Methode mit effektiver Wirkung dar.

2. Vorgehen bei „sanftem Leberfasten“ über 3 Monate (ohne Formula-Diäten/Shakes):

- Dauer: 3 Monate, in denen 2 Phasen durchlaufen werden
- Phase 1: Reduktionsphase (6–8 Wochen): max. Verzehr von 1.200 kcal pro Tag durch:
  - Kohlenhydratarme Ernährung mit bewusstem Verzicht auf Zucker und Fruchtzucker; weniger Brot, Gebäck, Sättigungsbeilagen wie Reis, Nudeln, Kartoffeln etc.; es sollten höchstens 60–100 g Kohlenhydrate pro Tag (d. h. max. 30 g Kohlenhyd-

rate pro Mahlzeit) konsumiert werden; somit werden nicht nur Kalorien gespart, sondern es wird auch die Zucker- und Insulinkonzentration im Blut niedrig gehalten
  - Aufteilung von 3 Mahlzeiten pro Tag
  - Zwischen den Mahlzeiten sollten 4–5 Stunden Essenspause liegen, damit die Fettverbrennung stattfinden kann
  - Alternative Aufteilung von 4–5 Mahlzeiten am Tag möglich, wenn ein starkes Hungergefühl vorherrschend ist; dann werden bei den Hauptmahlzeiten jeweils 100 kcal eingespart und diese als Vor-, Nach- oder Zwischenmahlzeit verzehrt
- Phase 2: Stabilisierungsphase (zumindest 4 Wochen): max. Energiezufuhr von 1.400–1.500 kcal pro Tag durch:
  - Kohlenhydratreduzierte Ernährung mit bewusstem Verzicht auf Zucker und Fruchtzucker; angepasster Menge an Brot, Gebäck, Sättigungsbeilagen wie Reis, Nudeln, Kartoffeln; es sollten höchstens 90–100 g Kohlenhydrate pro Tag (d.h. max. 30 g Kohlenhydrate pro Mahlzeit) konsumiert werden
  - Aufteilung von 3 Hauptmahlzeiten mit Essenpausen von 4–5 Stunden zwischen den Mahlzeiten
  - Alternative Aufteilung von 4–5 Mahlzeiten pro Tag, wenn der Hunger sehr groß ist; wiederum Einsparung von 100–200 kcal bei den Hauptmahlzeiten, um diese als 1 oder 2 Vor-, Nach- oder Zwischenmahlzeiten verzehren zu können
  - Vorteile: kein Einsatz von Shakes notwendig, gute Sättigung, Bücher rund um das Konzept „Leberfasten nach Dr. Worm“ mit genauer Anleitung sowie vielen Rezepten verfügbar (siehe Quellenverzeichnis), sanfte Methode mit effektiver Wirkung

In der folgenden Abbildung ist ein Baukasten-System für das „sanfte Leberfasten“ ersichtlich, das eine niedrigkalorische, kohlenhydratreduzierte und eiweißoptimierte Ernährung in Portionsgrößen darstellt:

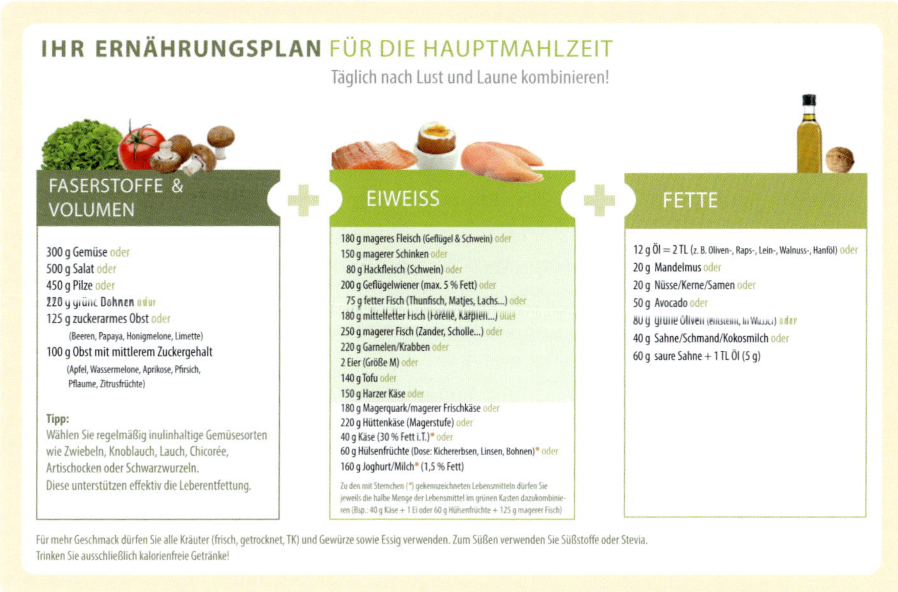
IHR ERNÄHRUNGSPLAN FÜR DIE HAUPTMAHLZEIT
Täglich nach Lust und Laune kombinieren!
FASERSTOFFE & VOLUMEN
300 g Gemüse oder
500 g Salat oder
450 g Pilze oder
220 g grüne Bohnen oder
125 g zuckerarmes Obst oder
(Beeren, Papaya, Honigmelone, Limette)
100 g Obst mit mittlerem Zuckergehalt
(Apfel, Wassermelone, Aprikose, Pfirsich, Pflaume, Zitrusfrüchte)
Tipp:
Wählen Sie regelmäßig inulinhaltige Gemüsesorten wie Zwiebeln, Knoblauch, Lauch, Chicorée, Artischocken oder Schwarzwurzeln.
Diese unterstützen effektiv die Leberentfettung.
EIWEISS
180 g mageres Fleisch (Geflügel & Schwein) oder
150 g magerer Schinken oder
80 g Hackfleisch (Schwein) oder
200 g Geflügelwiener (max. 5 % Fett) oder
75 g fetter Fisch (Thunfisch, Matjes, Lachs...) oder
180 g mittelfetter Fisch (Forelle, Karpfen...) oder
250 g magerer Fisch (Zander, Scholle...) oder
220 g Garnelen/Krabben oder
2 Eier (Größe M) oder
140 g Tofu oder
150 g Harzer Käse oder
180 g Magerquark/magerer Frischkäse oder
220 g Hüttenkäse (Magerstufe) oder
40 g Käse (30 % Fett i.T.)* oder
60 g Hülsenfrüchte (Dose: Kichererbsen, Linsen, Bohnen)* oder
160 g Joghurt/Milch* (1,5 % Fett)
Zu den mit Sternchen (*) gekennzeichneten Lebensmitteln dürfen Sie jeweils die halbe Menge der Lebensmittel im grünen Kasten dazukombinieren (Bsp.: 40 g Käse + 1 Ei oder 60 g Hülsenfrüchte + 125 g magerer Fisch)
FETTE
12 g Öl = 2 TL (z. B. Oliven-, Raps-, Lein-, Walnuss-, Hanföl) oder
20 g Mandelmus oder
20 g Nüsse/Kerne/Samen oder
50 g Avocado oder
80 g grüne Oliven
40 g Sahne/Schmand/Kokosmilch oder
60 g saure Sahne + 1 TL Öl (5 g)
Für mehr Geschmack dürfen Sie alle Kräuter (frisch, getrocknet, TK) und Gewürze sowie Essig verwenden. Zum Süßen verwenden Sie Süßstoffe oder Stevia.
Trinken Sie ausschließlich kalorienfreie Getränke!

Abbildung 1: Bausteinsystem beim „sanftem Leberfasten" (Quelle: Essteam, Hamburg; www.essteam.de)

Als Anschauungsbeispiel finden Sie mitunter Auszüge der Rezepte „Leberfasten nach Dr. Worm", im Rezeptteil ab S. 63.

Tipp: Kontrollieren Sie mittels App Ihre Energie- und Nährstoffzufuhr. So können Sie ein Gefühl für die tägliche Energie- und Nährstoffmenge sowie für die bereits über den Tag zugeführten Kalorien entwickeln. Geeignete Apps sind:

- MyFitnessPal
- FDDB
- Fitatu
- Yazio
- FatSecret
- Runtastic Balance

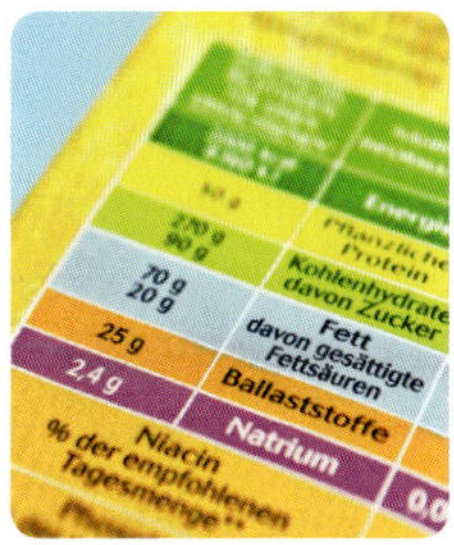

Tipp: Sprechen Sie mit ernährungsmedizinischen ExpertInnen, welches Diät-Prinzip für Sie am besten geeignet ist. Gemeinsam mit Ärztinnen und Ärzten können Sie entscheiden, ob das Leberfasten nach Dr. Worm oder eine konventionelle Ernährungsberatung durchgeführt werden soll. Dafür wird zumeist eine Blutabnahme, eine kurze Eingangsuntersuchung bezüglich klinischer Symptome und eine Fatty-Liver-Index-Messung (FLI) oder eine Messung der Körperzusammensetzung (BIA, SECA) durchgeführt.

Ernährungsempfehlungen nach dem „Leberfasten“/Dauerernährung bei Fettleber

Bei der Ernährung nach dem „Leberfasten“ soll darauf geachtet werden, dass Ihr Blutzucker- und Insulinspiegel dauerhaft niedrig bleiben, da die Leber ansonsten wieder neu verfetten kann. Oftmals reicht dafür eine andere Gewichtung der Grundnahrungsmittel aus:

- Sie sollten eine moderne Form der mediterranen Ernährung einhalten:
  - Reduktion von raffinierten stärke- und zuckerreichen Nahrungsmitteln wie Zucker in reiner und verarbeiteter Form, Weißmehlprodukte, weißer Reis etc.
  - Bewusste und dauerhafte Erhöhung des Anteils an Gemüse, Salat, Beeren, Früchten, Hülsenfrüchten, Pilzen und Vollkornprodukten
  - Zu jeder Hauptmahlzeit eiweißreiche Lebensmittel wie Milchprodukte, Käse, pflanzliche Alternativen (Soja, Tofu, Saitan etc.), Fisch, Fleisch (v. a. helles Fleisch wie Geflügel), Eier
- Bewusste Reduktion der Fruktose in Form von Haushaltszucker (Saccharose), Honig, gesüßten Softdrinks, Obst- und Gemüsesäften (auch Säfte „ohne Zuckerzusatz“ enthalten natürlichen Fruchtzucker in großen Mengen), Süßwaren, Gummibärchen, Speiseeis, Sirup usw.
  Anmerkung: 2 Portionen (Fäuste) Obst tragen zu einer gesunden Ernährung bei und stellen kein Risiko dar
- Hochwertige Nahrungsfette: Achten Sie auf eine hohe Fettqualität mit wenigen gesättigten Fettsäuren aus fettem Fleisch, Fleisch- sowie Wurstwaren, Schmalz, Palm- und Kokosfett. Omega-3-Fettsäuren und einfach ungesättigte Fettsäuren wirken positiv auf die Leber: Verwenden Sie hochwertige Öle zum Braten (Rapsöl) oder für Salate (Leinsamen-, Oliven-, Sesamöl). Als Streichfett könnten Sie hochwertige Margarine einsetzen; als weitere Lieferanten der wertvollen Omega-3-Fettsäuren eignen sich u. a. die fetten Fischsorten Lachs, Hering, Makrele, Alpenlachs sowie Bio-Eier
- Balance der Darmflora: Vermeiden Sie eine Störung der Darmflora durch falsche Ernährung oder durch die Einnahme von Medikamenten wie Antibiotika; diese ist zumeist an häufigen Blähungen, Bauchschmerzen, übel riechenden und unförmigen Stühlen zu erkennen. Setzen Sie gegebenenfalls Probiotika und Präbiotika (lösliche Ballaststoffe) aus der Apotheke ein (siehe das Kapitel „Leberschützende Inhaltsstoffe“ ab S. 57)
- Vitamin-D-Mangel vermeiden; v. a. im Winterhalbjahr (60–80% der Bevölkerung sind davon betroffen) ist auf eine ausreichende Vitamin-D-Zufuhr gegebenenfalls durch Supplemente aus der Apotheke zu achten
- Regelmäßiger Ausdauer- und Kraftsport (zumindest 3x pro Woche)

Tipp: Sollte bei Ihnen eine morbide Adipositas (ab einem BMI von 40 oder einen BMI von 35 inkl. Stoffwechselerkrankungen wie Diabetes, Bluthochdruck etc.) bestehen und Sie bereits mehrere fehlgeschlagene Diätversuche und Lebensstiländerungen hinter sich haben, sprechen Sie mit Ihrer Ärztin oder Ihrem Arzt über die Möglichkeit einer bariatrischen Operation.

Langzeitfolgen einer Fettleber

Bleiben die Ursachen der Fettleber bestehen, bildet sich zunächst eine Leberentzündung aus (Steatohepatitis). Dadurch kann es zu einer chronischen Schädigung und irreversiblen Leberzirrhose kommen. Es wird wiederum je nach zugrunde liegender Ursache zwischen einer alkoholischen und einer nicht-alkoholischen Steatohepatitis unterschieden.

Gallensteinleiden und Gallenstau (Cholestase)

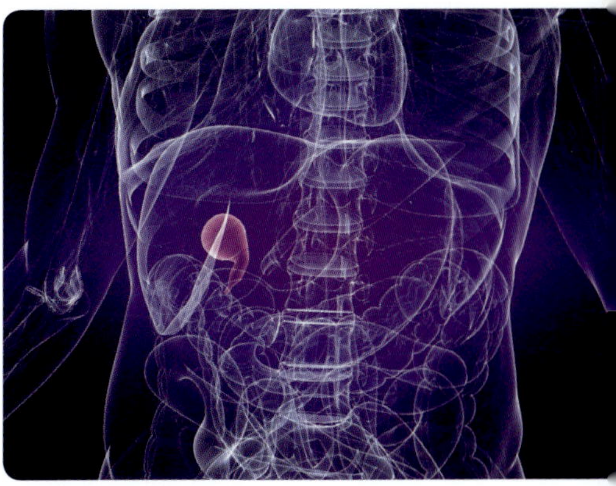

Cholelithiasis (Gallensteinleiden) sind Gallensteine, die in der Gallenblase oder in den Gallengängen außer- und innerhalb der Leber vorkommen. Neben Risikofaktoren, die nicht beeinflussbar sind (z. B. genetische Vorbelastung, Alter, Geschlecht, wiederholte Infektionen an den Gallenwegen), gibt es auch zahlreiche beeinflussbare Risikofaktoren:

- Starkes Übergewicht
- Rasche Gewichtsabnahme (über 1,5 kg pro Woche)
- Ausgeprägte Gewichtsschwankungen
- Wenig HDL (= gutes Cholesterin) im Blut
- Erhöhte Triglyzeridwerte im Blut
- Niedriger Ballaststoffgehalt in der Nahrung

Häufige Komplikationen bei Gallensteinleiden sind Gallenblasen- und Bauchspeicheldrüsenentzündungen.

Hinweise auf eine Leber- oder Gallenerkrankung

- Ungeklärte ständige Müdigkeit, Konzentrationsstörungen, Schlafstörungen
- Appetitverlust
- Ekel gegenüber bestimmten Speisen, vor allem Fleisch
- Gewichtsveränderungen
- Übelkeit und Erbrechen
- Druckgefühl im Oberbauch
- Juckreiz und/oder Hautveränderungen (Rötung der Handflächen, Erweiterung von Venen an der Bauchhaut, sternchenförmige Erweiterung kleiner Blutgefäße, Blutergüsse an der Haut, Verfärbung der Fingernägel)
- Dunkelfärbung des Harns
- Gelbfärbungen der Haut und/oder der Bindehaut der Augen
- Muskelschwund, Muskel- und Gelenkschmerzen
- Verminderung der Körperbehaarung bei Männern (Bauchglatze)

Das Risiko für die Bildung von Gallensteinen kann durch

- eine **ballaststoffreiche, zuckerarme, fettmodifizierte und ausgewogene Ernährung** sowie
- **regelmäßige körperliche Aktivität**

vermindert werden. Ballaststoffe können die Cholesterinzufuhr senken und reduzieren somit das Gallensteinrisiko. Das Normalgewicht sollte durch eine gesunde und moderate Gewichtsreduktion angestrebt bzw. gehalten werden.

Ernährungsempfehlungen

- Essen Sie Vollkornprodukte statt Weißmehlbrot und -gebäck.
- Obst und Gemüse enthalten neben Vitaminen, Mineralstoffen und sekundären Pflanzenstoffen viele Ballaststoffe. Ideal sind 2 Portionen Obst und 3 Portionen Gemüse pro Tag (jeweils 1 Handvoll).
- Fettmodifiziert bedeutet, dass Sie mehr pflanzliche Öle und weniger tierische Fette verzehren sollten:
  - Kochen Sie mit Raps- und Olivenöl, verwenden Sie für die kalte Küche Soja-, Walnuss- oder Leinsamenöl

- Als Streichfett können Butter oder Diätmargarine eingesetzt werden (20 g pro Tag = 1 gehäufter Esslöffel)
- Reduzieren Sie Ihren Fleisch- und Wurstkonsum auf max. 3 Portionen à 120 g Fleisch oder à 50 g Wurstwaren pro Woche
- Setzen Sie 2x wöchentlich bewusst Fisch auf Ihren Speiseplan

- Artischocken, Bockshornklee, Flohsamen, Hafer, Gelbwurz, Knoblauch oder Soja können cholesterinsenkend und gallenflussfördernd wirken. Lesen Sie mehr dazu im Kapitel „Leberschützende Inhaltsstoffe" ab S. 57!
- Rezeptideen für die gesunde Küche finden Sie im Rezeptteil.

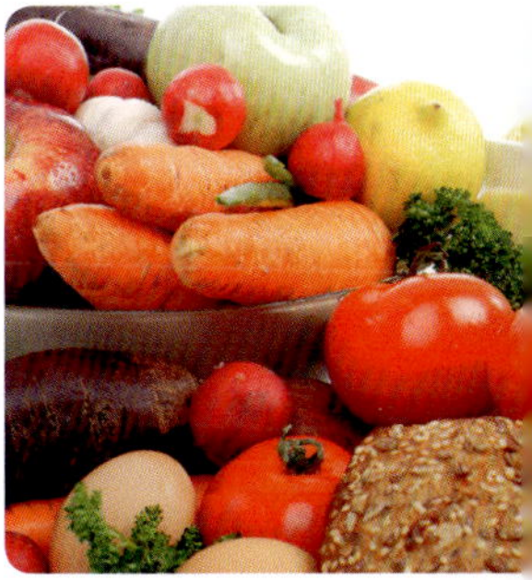

Als Vorbereitung auf eine Gallenstein-Operation ist eine fettreduzierte und fettmodifizierte „Leichte Vollkost" einzuhalten (siehe Rezeptteil „Leichte Vollkost" ab S. 120). Essen Sie mehrere kleine Mahlzeiten pro Tag und achten Sie auf eine fettarme Zubereitung. Vor allem stark geröstete, geräucherte und gepökelte Speisen sowie blähende und faserreiche Lebensmittel sollten vermieden werden. Nach der Operation empfiehlt es sich, im Anschluss an den stationären Aufenthalt für 2–4 Wochen (je nach Verlauf) ebenfalls „Leichte Vollkost" zu konsumieren. In weiterer Folge sind keine besonderen diätetischen Maßnahmen einzuhalten, jedoch sollten große Fettmengen und übermäßiger Alkoholkonsum vermieden werden, da dies eine Gallenkolik auslösen könnte. Eine gesunde und ausgewogene Ernährung ist somit auf Dauer empfehlenswert, damit Sie fit und gesund bleiben.

Hepatitis

Entzündliche Lebererkrankungen werden als Hepatitis bezeichnet. Die begleitende Ernährungstherapie einer Hepatitis ist von deren Entstehung sowie vom Krankheitsverlauf abhängig. Ernährungsmaßnahmen allein sind in der Regel zur Heilung nicht ausreichend. Sehr wohl aber können unausgewogene Diäten oder mangelnde Nährstoffzufuhr den Krankheitsverlauf verschlechtern und die Betroffenen unnötig schwächen.

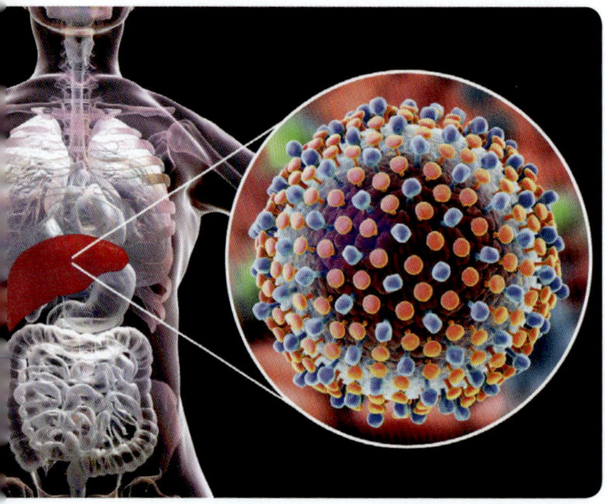

Akute Hepatitis

Die häufigsten Ursachen der akuten Hepatitis sind **Viren, Bakterien, Medikamente sowie Gifte wie Alkohol.** Im Folgenden werden die wichtigsten Formen der akuten Hepatitis beschrieben.

Alkoholische Steatohepatitis (ASH)

Durch langjährigen regelmäßigen Alkoholkonsum von täglich durchschnittlich mehr als 60 g (= 1,5 l Bier oder 0,6 l Wein) bei Männern und 40 g Alkohol (= 0,5–1 l Bier bzw. 0,2–0,4 l Wein) bei Frauen kann bei genetischem Risikoprofil eine sogenannte Alkoholhepatitis verursacht werden. Für Frauen sind bereits deutlich geringere Mengen an Alkohol schädlich als für Männer, da auch das Brustkrebsrisiko erhöht wird. Nach jahrelangem permanentem Alkoholmissbrauch treten bei 80% der Betroffenen die ersten klinischen Zeichen einer Lebererkrankung auf. Bekannt ist, dass auch bei jahrzehntelangem Alkoholmissbrauch nur ein Teil der Betroffenen an Alkoholhepatitis erkrankt. Inzwischen sind genetische Risikofaktoren bekannt, mit denen das Einzelrisiko in Zukunft besser eingeschätzt werden sollte. Man geht davon aus, dass es durch die ständigen Entzündungsvorgänge zu einem Umbau im Gewebe kommt. Dies führt von einer Fettleber (siehe Kapitel „Fettleber“, S. 13) zu einer Fettleberhepatitis oder einer Leberzirrhose. Die Symptome reichen von so gut wie keinen Beschwerden bis hin zu Gewichtsverlust, Fieber, Übelkeit und Gelbsucht (Ikterus).

Die Basis für die Heilung der Alkoholhepatitis ist eine Alkoholkarenz. Erkrankte mit normalem Ernährungszustand sollten sich gesund und ausgewogen ernähren (siehe Rezeptteil „Gesunde Ernährung“ ab S. 95). PatientInnen mit Gewichtsverlust und Mangelernährung sowie mit schweren Krankheitsverläufen sollten auf ihr Gewicht und ihre Eiweißversorgung achten (siehe Kapitel „Empfehlungen bei Mangelernährung“, S. 47). Eiweißreiche Trinknahrung und Module können helfen, das Gewicht zu halten und die Eiweißversorgung zu sichern. Als besonders günstig hat sich die Einnahme abends vor dem Schlafengehen erwiesen.

Bereits bei den ersten Anzeichen einer Leberschädigung sollten Sie alle alkoholischen Getränke streng meiden. Auch alkoholfreies Bier, Sekt oder Wein sowie alkoholhaltige Speisen und alkoholhaltige Arzneimittel sollten nicht konsumiert werden. Fragen Sie auch beim Essen außer Haus nach, ob Ihr Gericht Alkohol enthält. Fragen Sie bei Medikamenten und Tropfen Ihre Ärztin/Ihren Arzt oder in der Apotheke stets nach alkoholfreien Rezepturen.

Virushepatitis

Unter Virushepatitiden werden systemische Infektionen verstanden, die vor allem die Leber betreffen. Virushepatitiden zählen weltweit zu den häufigsten Infektionen. In unseren Breitengraden sind hauptsächlich Hepatitis A, B und C verbreitet, wobei B- und C-Infektionen chronisch verlaufen können. Die Übertragungsart ist unterschiedlich:

- Hepatitis A: Häufige Infektionsquellen dafür sind kontaminiertes Trinkwasser, roh oder ungenügend gekochte Muscheln, Austern, andere Schalentiere sowie Gemüse. Erhöhtes Risiko besteht bei Reisen in Länder mit niedrigem hygienischem Standard.
- Hepatitis B: Die Übertragung erfolgt über Körperflüssigkeiten, v. a. durch Blut- und Schleimhautkontakte (z. B. Bluttransfusionen oder sexuelle Kontakte), aber auch durch kontaminierte Nadeln bei intravenösem Drogenkonsum, durch den Kontakt mit Wunden oder bei der Geburt durch eine infizierte Mutter. Das Virus ist hochansteckend.
- Die Übertragung von Hepatitis C erfolgt durch direkten Blut-zu-Blut-Kontakt. Die meisten heute bestehenden Infektionen lassen sich auf intravenösen Drogenkonsum und Transfusion von Blutprodukten vor 1990 zurückführen. Dialyse-PatientInnen sind ebenfalls häufiger betroffen. Heute ist eine Infektion über Blutprodukte praktisch ausgeschlossen, da seit 2001 jedes Blutprodukt direkt auf das Hepatitis-C-Virus getestet wird. Sehr selten gehen Hepatitis-C-Virusinfektionen auf Sexualverkehr mit Hepatitis-C-positiven GeschlechtspartnerInnen zurück. Außerdem stellen Tätowierungen, Piercings, Akupunktur und medizinische Eingriffe unter nicht hygi-

enischen Bedingungen Risikofaktoren dar. Sehr selten sind Übertragungen von einer infizierten Mutter auf das Kind vor oder während der Geburt.

Symptome von akuten Hepatitis-Infektionen beginnen meist mit Appetitlosigkeit, Übelkeit, Erbrechen und Fieber mit allgemeinem Krankheitsgefühl. Bei Hepatitis-B-Infektionen kann diese Krankheitsphase – v. a. bei Kindern – auch entfallen. In einer zweiten Krankheitsphase färben sich Haut, Schleimhäute und Augen meist gelb (Ikterus), es können auch Farbveränderungen von Stuhl und Urin erfolgen. Die akute Erkrankung dauert bei Hepatitis A und B um die 4–6 Wochen an. Akute Virushepatitiden heilen oft ohne Probleme aus, und der Körper entwickelt eine Immunität. Eine Hepatitis-C-Infektion geht in 70–80% der Fälle in eine chronische Form über, die zu einer langsam fortschreitenden Entzündung der Leberzellen führt. Langfristig kann dies schwere Leberschäden (Leberfibrose, Leberzirrhose) hervorrufen und das Risiko für Leberkrebs beträchtlich erhöhen. Wichtig sind daher eine frühe Diagnosestellung und ein rascher Therapiebeginn – je nach Genotyp und Subgruppe des Virus.
In der akuten Krankheitsphase sind Beschwerden im Sinne von Nahrungsmittelunverträglichkeiten oder -intoleranzen möglich, die sich u. a. durch Völlegefühl im Oberbauch, Aufstoßen und Blähungen äußern. Vor allem der Verzehr von fetten Speisen führt häufig zu Unverträglichkeiten. Ernährungsempfehlungen für diese Beschwerdebilder lesen Sie bitte im Kapitel „Empfehlungen bei …“ ab S. 44 nach. Trinknahrung und Kohlenhydrat- oder Eiweißpulver (sogenannte Module) aus der Apotheke können zwischendurch verzehrt bzw. zum Anreichern von Speisen eingesetzt werden; sie helfen Ihnen, Ihr Gewicht zu stabilisieren. Genauere Informationen zur Ernährungstherapie bei Mangelernährung finden Sie im Rezeptteil ab S. 141. Alkohol- und Drogenkonsum verschlechtert und verlangsamt die Heilung.

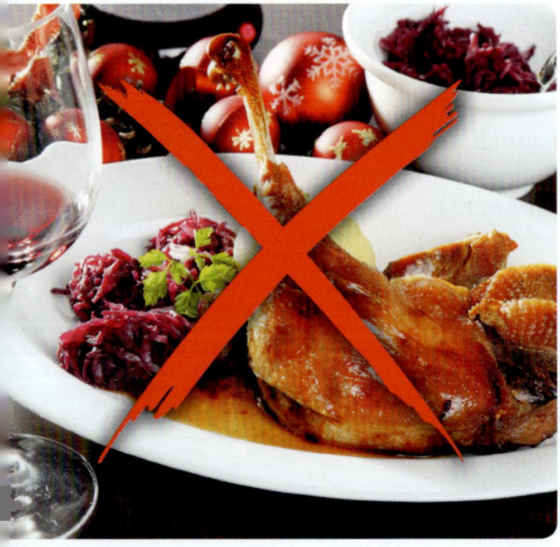

Ernährungsempfehlungen

- Achten Sie vor allem bei Reisen in Entwicklungsländer auf die hygienische Unbedenklichkeit von Speisen und Getränken.
- Essen sollte durchgegart und Obst von Ihnen selbst geschält werden.
- Trinken Sie nur Getränke aus Flaschen, die vor Ihnen geöffnet werden, und konsumieren Sie keine Eiswürfel.
- Vor Hepatits A und B schützt eine Impfung. Lassen Sie sich diesbezüglich von Ihrer Ärztin oder Ihrem Arzt beraten, wenn Sie eine Reise in Gebiete mit dem Risiko einer Hepatitis-A-Infektion antreten wollen oder wenn Sie in einem Risikoberuf arbeiten. Auch Betroffene mit Hepatits C sollten gegen Hepatitis A bzw. B geimpft werden.
- In Kaffee finden sich sekundäre Pflanzenstoffe, die v. a. bei Hepatitis C einen günstigen Einfluss auf die Leberleistung haben sollen (siehe Kapitel „Leberschützende Inhaltsstoffe“ ab S. 57).

Chronische Hepatitis

Wenn eine Hepatitis-Infektion über sechs Monate oder länger anhält, spricht man von einer chronischen Hepatitis. Da der Verzehr von Lebensmitteln bei chronischen Lebererkrankungen aufgrund von unspezifischen Magen-Darm-Beschwerden wie Völlegefühl, Übelkeit oder Appetitlosigkeit meist eingeschränkt ist, kann eine Mangelernährung mit Gewichtsverlust, Eiweiß- und Vitaminmangel auftreten. Bei einer chronischen Lebererkrankung sind Ernährungsberatung durch eine ernährungsmedizinische Fachkraft sowie ergänzende eiweißreiche Trinknahrung und Module empfehlenswert. Beachten Sie dazu die Empfehlungen zur „Leichten Vollkost“ ab S. 120 und zur „Mangelernährung“ ab S. 141.

Neue Medikamente (z. B. Maviret®, Vosevi®) gegen die chronische Hepatitis C sind vielversprechend und bedeuten oftmals Heilung für die PatientInnen. Sie sind jedoch sehr teuer und werden von den Krankenkassen nicht allen Betroffenen bewilligt. Die Behandlungsempfehlungen sind je nach Präparat, Alter, Geschlecht, Prognose, Virusgenotyp und vorherigem Krankheits- und Behandlungsverlauf unterschiedlich.

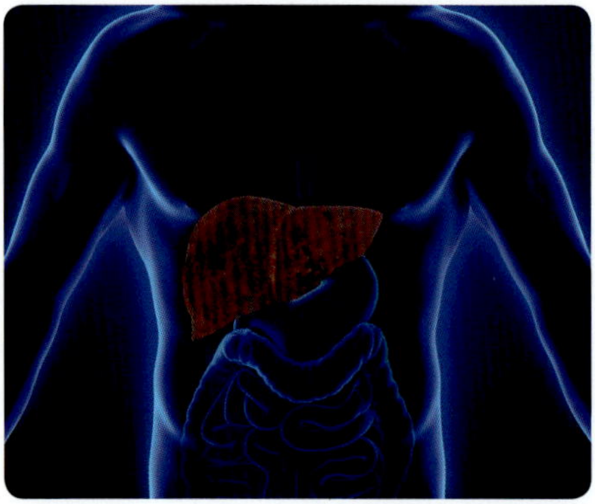

Leberzirrhose

Leberzirrhose ist eine chronisch entzündliche Erkrankung, bei der Lebergewebe durch Bindegewebe ersetzt wird. Sie stellt das Endstadium verschiedenster Lebererkrankungen dar, z.B. chronischer Hepatitis, alkoholischer Hepatitis, nicht-alkoholischer Steatohepatitis oder Erkrankungen der Gallenwege. Die ersten Symptome wie Müdigkeit, Leistungsminderung, Abgeschlagenheit oder Gewichtsverlust sind allgemeiner Natur, die Erkrankung bleibt daher häufig unbemerkt. Im fortgeschrittenen Stadium treten fast immer Zeichen von Mangelernährung auf und es zeigen sich weitere Krankheitsmerkmale wie eine Schwellung der Ohrspeicheldrüse, eingerissene Mundwinkel, eine glatte, rote Zunge, Haarausfall u.v.m. Im Krankheitsverlauf lassen sich zwei Stadien der Leberzirrhose unterscheiden:

1. **Kompensierte Leberzirrhose mit ausreichender Leberfunktion**
   Die Leber kann in diesem Stadium ihre Aufgaben weitgehend erfüllen, die Beschwerden sind meist noch unspezifisch. Es kann jedoch bereits zu Magen-Darm-Beschwerden kommen, die eine nicht ausreichende Nahrungszufuhr zur Folge haben. Wichtig ist es, bereits bei anfänglichem Gewichtsverlust Ernährungsberatung bei einer ernährungsmedizinischen Fachkraft in Anspruch zu nehmen. Sie sollten v a. auf eine ausreichende Eiweißzufuhr achten, der Bedarf liegt bei 1,0–1,2 g Eiweiß pro kg Körpergewicht (siehe Kapitel „Eiweißbedarf“, S. 49). Die Lebensmittelauswahl sollte sich an den Symptomen orientieren, d.h. alles, was Sie vertragen, dürfen Sie auch essen – ausgenommen Alkohol, der streng gemieden werden muss. Für die Ernährung bei diversen Magen-Darm-Beschwerden können Sie hilfreiche Tipps im Kapitel „Empfehlungen bei ...“ ab S. 44 nachlesen. Artischocken, Löwenzahn, Mariendistel und Probiotika haben eine entzündungshemmende Wirkung auf die Leber und können die Lebersynthese erhöhen (siehe Kapitel „Leberschützende Inhaltsstoffe“ ab S. 57).

2. **Dekompensierte Leberzirrhose mit starken Einschränkungen der Leberfunktion**
   Die Leber kann ihre Funktionen und Aufgaben im Stoffwechsel nicht mehr voll wahrnehmen, es kommt zu Komplikationen wie Aszites (Bauchwassersucht), Blutungen, Speiseröhren-Varizen, hepatischer Enzephalopathie (Leber-Hirn-Störung) u. Ä.

Die Folge ist eine sogenannte hepatische Malnutrition (leberbedingte Mangelernährung) mit Mangel an Eiweiß, Vitaminen und Mineralstoffen. Außerdem kommt es zumeist zu starkem Gewichtsverlust. Dieser wird durch Appetitmangel, Völlegefühl, beeinträchtigten Geschmacks- und Geruchssinn und erhöhten Kalorienverbrauch durch Begleitinfektionen gefördert. In vielen Fällen kommt es zu einem massiven Eiweißmangel mit Muskelabbau und einer verminderten Muskelfunktion (Sarkopenie). **Die Ernährung hat einen wesentlichen Einfluss auf die Krankheitsprognose, da Komplikationen und längere Krankenhausaufenthalte bei Mangelernährung häufiger auftreten.**

Empfehlungen für Zirrhose-PatientInnen

Energie: 35–40 kcal pro kg Normalgewicht pro Tag

Eiweiß: 1,2–1,5 g Eiweiß pro kg Normalgewicht pro Tag

Quelle: S3-Leitlinie Klinische Ernährung in der Gastroenterologie (Teil 1) – Leber, 2014

Bei der Ernährungstherapie der kompensierten Leberzirrhose steht eine ausreichende Energiezufuhr im Vordergrund:

- Eiweißreiche Trinknahrungen können helfen, den Ernährungsstatus und die Leberfunktion zu verbessern.
- Bei 80% aller Betroffenen tritt auch ein Eiweißmangel auf. Daher ist es wichtig, eine eiweißreiche Kost einzunehmen. Pflanzliches Eiweiß aus Hülsenfrüchten (Bohnen, Linsen, Sojaprodukte) sowie Eier, Milch, Käse und Milchprodukte sind günstiger für den Stoffwechsel als der Verzehr großer Mengen Fleisch oder Wurstwaren. Letztere können die Entwicklung einer hepatischen Enzephalopathie fördern.

Tipp: Berechnen Sie Ihren individuellen Eiweißbedarf mithilfe unseres Kapitels „Eiweißbedarfsberechnung“ ab S. 49.

- Ballaststoffe in Obst, Gemüse und Vollkorngetreide können Gifte im Darm binden. Die Gefahr der hepatischen Enzephalopathie wird damit verringert. Daher sollten Sie auf den ausreichenden Verzehr von Vollkornprodukten (fein vermahlenes Brot, Vollkornnudeln, feinblättrige Haferflocken) sowie von ausreichend (gekochtem) Obst und Gemüse achten.
- Viele weitere wertvolle Tipps finden Sie im Kapitel „Empfehlungen bei ..." ab S. 44.
- In ungefähr einem Drittel der Fälle kommt es bei dekompensierter Leberzirrhose zu einer diabetischen Stoffwechsellage mit Insulinresistenz. Vor allem lange Nüchternzeiten sollten dann vermieden werden – viele kleine, über den Tag verteilte Mahlzeiten sind empfehlenswert. Wichtig ist auch die Einnahme einer kohlenhydratreichen Mahlzeit kurz vor dem Schlafengehen, um nächtlichem Unterzucker vorzubeugen, z. B. Joghurt mit Obst, belegtes Brot, Pudding etc.

Tipp: Trinken Sie eine eiweißreiche Trinknahrung oder einen selbst hergestellten Shake (z. B. Obst-Shake) kurz vor dem Zubettgehen. Dies beugt nächtlichen Abbauprozessen, Eiweißmangel sowie einem Blutzuckerabfall besonders gut vor!

In allen Stadien der Leberzirrhose kann es zu einem Mangel an wasserlöslichen Vitaminen (B-Vitamine), Kalium, Magnesium und Phosphat kommen. Diese Nährstoffe sind vor allem in Vollkornprodukten, Kartoffeln, fettem Fisch, Fleisch und Milchprodukten enthalten. Stehen diese Nahrungsmittel selten auf dem Speiseplan, sollten Sie mit der Ärztin bzw. dem Arzt über eine passende Ergänzung durch Nahrungsergänzungsmittel (Supplemente) sprechen. Besonders wichtig scheint eine ausreichende Versorgung mit Vitamin D, da bei Leber- und Gallenwegserkrankungen ein ausgeprägter Mangel dieses Vitamins vorliegen kann. Bei Krankenhausaufenthalten sollten Nüchternphasen von über 12 Stunden (z. B. vor Blutabnahmen oder Untersuchungen) vermieden und gegebenenfalls mit Ernährungsinfusionen abgedeckt werden. Sollten längere Nüchternphasen nötig sein, ist eine vollständige künstliche Ernährung mittels Infusionen empfehlenswert. Wenn längerfristig keine ausreichende Nahrungsaufnahme durch normale Kost möglich ist, sollte an eine Ernährungssonde gedacht werden. In diesem Fall ist eine dünne Nasogastralsonde das Mittel der Wahl, da die Anlage einer PEG-Sonde mit einem höheren Risiko für gastrointestinale Blutungen verbunden ist. Sondenernährung verbessert bei nicht ausreichender Nahrungszufuhr den Ernährungsstatus und die Leberfunktion, reduziert die Komplikationshäufigkeit und verlängert das Überleben.

Tipp: Besprechen Sie den möglichen Einsatz einer sogenannten enteralen oder parenteralen Ernährung mit Ihrem Therapieteam.

Tumore der Leber

Krebsauslösende Stoffe werden Kanzerogene genannt. Beim **hepatozellulären Karzinom** (HCC, bösartiger Lebertumor) geht man davon aus, dass u. a. Hepatitisviren, Aflatoxine (Pilzgifte) und Alkohol kanzerogen wirken. Vor allem bei einer Leberzirrhose ist das Risiko, an Leberkrebs zu erkranken, erhöht. Da bei Früherkennung die besten Behandlungschancen bestehen, sollten Betroffene mit Leberzirrhose regelmäßig alle 6 Monate kontrolliert werden. Da das HCC ein rasch wachsender Tumor ist, verschlechtert sich der Gesundheitszustand häufig rapide.

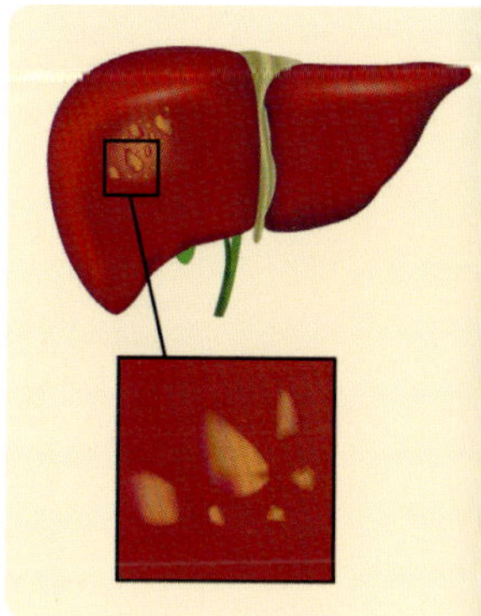

Das **cholangiozelluläre Karzinom** bildet sich in der Leber oder in den Gallenwegen und kann zu einem Verschluss der Gallenwege mit Gelbsucht (Ikterus) führen. Sehr oft ist in diesem Stadium keine chirurgische Intervention mehr möglich, die Therapie besteht im Beherrschen der Symptome und Komplikationen der Erkrankung.

Die **Ernährungstherapie** ist eine wichtige begleitende Maßnahme in der Krebsbehandlung. Wichtig ist, dass Risikopersonen von einer ernährungsmedizinischen Fachkraft betreut werden und frühzeitig eine Ernährungsberatung erhalten. Einer Mangelernährung sollte im besten Fall vorgebeugt bzw. sollte diese im Frühstadium behandelt werden. Ansonsten kann die Toleranz und Wirksamkeit der Krebstherapie beeinträchtigt werden, was wiederum die Krankheitsprognose verschlechtert. Zudem sinkt die Lebensqualität durch zunehmende Hilfsbedürftigkeit.

Eine „Krebsdiät" in diesem Sinne gibt es nicht. Häufig handelt es sich bei als solchen beworbenen Ernährungsformen um unsichere Diäten mit einem beträchtlichen Risiko für Fehl- und Mangelernährung. Wichtig ist es, dass Sie auf eine bedarfsdeckende Energie- und Nährstoffzufuhr mit abwechslungsreicher Lebensmittelauswahl achten, die für Sie im Hinblick auf Geschmack, Arbeitsaufwand und Kosten möglich ist. Die Ernährungstherapie sollte sich stets an den vorherrschenden Symptomen orientieren, die auch von der Therapie und deren Nebenwirkungen abhängig sind. Vorherrschend sind Beschwerden wie Appetitlosigkeit, Völlegefühl, Geschmacksveränderungen, vorzeitiges Sättigungsgefühl, Übelkeit oder Erbrechen. Bitte lesen Sie die Ernährungstipps dazu im Kapitel „Empfehlungen bei ...“ ab S. 44. Positive Auswirkungen auf die Leberleistung sind vor allem für Artischockentee, Haferflocken, Kaffee, Löwenzahn, Mariendistel und Schwarzkümmelöl beschrieben (siehe Kapitel „Leberschützende Inhaltsstoffe“ ab S. 57).

Die **Ernährungsempfehlungen bei Leberkrebs** entsprechen den allgemeinen Empfehlungen für Tumorkranke:

Energie: 20–30 kcal pro kg Normalgewicht pro Tag

Eiweiß: 1,2–1,5 g Eiweiß pro kg Normalgewicht pro Tag

Quelle: S3 Leitlinie hepatozelluläres Karzinom, 2013

Ernährungsempfehlungen

- Essen Sie mehrere kleine Mahlzeiten pro Tag und naschen Sie zwischendurch z. B. Kekse.
- Reichern Sie Ihre Mahlzeiten mit Fett an, z. B. mit Butter- oder Margarineflocken, Öl, Schlagobers/Sahne, Crème fraîche oder Käse.
- Verwenden Sie bei Milchprodukten immer vollfette bzw. sahnige Varianten und konsumieren Sie kalorienangereicherte Zwischenmahlzeiten, z. B. eiweißreiche Trinknahrung, Milchspeisen wie Pudding oder Grießkoch und selbst hergestellte Shakes.
- Mehr Informationen dazu finden Sie im Kapitel „Empfehlungen bei Mangelernährung“, S. 47, sowie im Rezeptteil ab S. 141.
- Präoperativ sollten Betroffene mit starker Mangelernährung 10–14 Tage vor großen Operationen künstlich ernährt, sozusagen „aufgepäppelt“ werden, um die Komplikationsrate nach der OP zu verringern.
- Weiters gilt es, Alkohol und Pilzgifte zu meiden. Zur Vermeidung von Pilzgiften gelten folgende Empfehlungen:
  - Konsumieren Sie keine sichtbar verschimmelten Lebensmittel.
  - Bewahren Sie verderbliche Lebensmittel im Kühlschrank auf.
  - Lebensmittel, die lange bei Zimmertemperatur gelagert wurden, sollten nicht gegessen werden, da sie mit Schimmelpilzen verunreinigt sein könnten.

Lebertransplantation

Vor der Lebertransplantation

Bei vielen fortgeschrittenen und schwer ausgeprägten Lebererkrankungen ist eine Lebertransplantation die einzige lebensverlängernde Therapiemaßnahme. Für die anschließende Genesung spielt der Ernährungszustand vor der Transplantation eine große Rolle. Die Betroffenen leiden häufig unter Fehl- oder Unterernährung. Daher ist es empfehlenswert, bis zur Transplantation eine **kalorien-, eiweiß- und nährstoffreiche Kost** einzunehmen.

Ernährungsempfehlungen bei Fehl- oder Unterernährung

- Sparen Sie nicht mit hochwertigen pflanzlichen Fetten (z. B. Raps- und Olivenöl), aber auch Streichfett wie Butter und Margarine.

  Tipp: Beilagen können nach dem Kochprozess z. B. mit pflanzlichem Öl, Käse oder Streichfett aufgewertet werden.

- Verwenden Sie vollfette Milch und Milchprodukte und achten Sie darauf, dass Sie ausreichend Fleisch, Fisch, Eier sowie Sojaprodukte und Hülsenfrüchte (Verträglichkeit testen!) in den Speiseplan einbauen.
- Für eine ausreichende Vitamin- und Mineralstoffzufuhr sollten Sie viel Obst und Gemüse essen (am besten 3x pro Tag Gemüse und 2x täglich Obst, jeweils 1 Handvoll – leichter verdaulich in gekochter Form als Obstkompott oder -mus bzw. als Gemüsesuppe oder gekochte Beilage) und auf eine vielfältige, „bunte" Ernährung achten.
  Achtung: Falls Sie aufgrund von Wasseransammlungen (Aszites, Ödeme) Diuretika mit dem Wirkstoff Spironolacton (z. B. Aldactone®, Aldactone®-Sultacin® Forte, Spirono®) einnehmen, sprechen Sie bezüglich der Ernährung bitte mit Ihrer Ärztin bzw. Ihrem Arzt. Bei dieser kaliumsparenden Diuretika-Gruppe wird vermehrt Natrium ausgeschieden und Kalium zurückgehalten. Dabei ist auf eine kaliumarme Ernährung zu achten, da ansonsten ein Kaliumüberschuss im Körper entstehen kann. Verzichten Sie auf Kaliumbomben wie Obst- und Gemüsesäfte sowie Trockenfrüchte. Auch große Mengen an Bananen, Kartoffeln, Tomatensauce, Spinat und der übermäßige Konsum von Obst und Gemüse sollten vermieden werden.
- Der Einsatz von Nahrungssupplementen kann den Betroffenen helfen, ihren Ernährungszustand zu verbessern. Beispielsweise sind angereicherte Lebensmittel (z. B. Milch mit Vitamin D, Soja-Drink mit Calcium etc.) und eiweißreiche Trinknahrung hier hilfreich.

Sollten Sie vor oder nach der Transplantation unter Komplikationen wie z. B. Aszites, Mangelernährung oder hepatischer Enzephalopathie leiden, lesen Sie im Kapitel „Empfehlungen bei …“ (ab S. 44) weiter.
Auch im Falle von **Übergewicht** sind Fehl- und Mangelzustände möglich und der Ernährungszustand vor der Operation lässt sich verbessern. Sie sollten eine Reduktionskost im Sinne einer gesunden, ausgewogenen und nährstoffreichen Ernährung einhalten. Achten Sie dabei vor allem auf eine Reduktion von Fett und Zucker in der täglichen Kost.

Ernährungsempfehlungen bei Übergewicht

- Zuckerfreie und -arme Getränke anstelle von Fruchtsäften und Limonaden
- Fettreduzierte Milchprodukte
- Fettarme Fleisch- und Wurstsorten
- Hochwertiges pflanzliches Öl zum Kochen und für Salate (2 EL für die Zubereitung)
- Als Streichfett sind 20 g Margarine oder Butter (1 gehäufter Esslöffel) pro Tag ausreichend

Kurzfristig nach der Lebertransplantation

Nach der Transplantation findet während des stationären Aufenthaltes ein sogenannter **Kostaufbau** statt. Dabei wird der Verdauungstrakt langsam wieder an „normales“ Essen gewöhnt. Der Kostaufbau startet zumeist mit klaren Flüssigkeiten wie Wasser, Tee und Suppe und wird Schritt für Schritt bis zur „Leichten Vollkost“ (siehe Rezeptteil, S. 120) gesteigert.
Zur Verbesserung des Ernährungszustandes, der häufig unter der Lebererkrankung gelitten hat, kann der Verzehr von eiweißreicher Trinknahrung und von Speisen, die mit Nahrungsmodulen angereichert sind, hilfreich sein. Hierfür können Cremesuppen, Saucen, Dressings, Milchspeisen, Joghurts, Pudding und Desserts mit Modulen (z. B. geschmacksneutrales Kohlenhydratpulver wie Maltodextrin 6, Eiweißpulver wie z. B. Resource® Instant Protein oder Protifar, komplette Nährstoffpulver, wie z. B. Fortimel®-Pulver, oder mit Trinknahrung neutralen oder süßen Ge-

schmacks) angereichert werden. Nach der Transplantation ist vor allem eine eiweißreiche Kost empfehlenswert, da viele Betroffene unter einem Verlust an Muskelmasse leiden. Überdies verursacht jedes chirurgische Trauma einen Stickstoffverlust (Eiweißverlust) im gesamten Körper. Studien zeigen, dass sich viele Betroffene bis zu einem Jahr nach der Transplantation nicht vollständig von diesem Verlust erholt haben. Davon sind nicht nur unter- und normalgewichtige, sondern auch übergewichtige PatientInnen betroffen. In diesem Zusammenhang wird von einer sarkopenischen Adipositas gesprochen.

Tipp: Wie Sie Eiweißportionen für einen ausreichenden Eiweißkonsum berechnen können, finden Sie im Kapitel „Eiweißbedarfsberechnung“ ab S. 49. Nehmen Sie zusätzlich eine Ernährungsberatung in Anspruch, um den Verlust an Ganzkörpereiweiß und Muskelfunktion durch das Operationstrauma schneller wieder ausgleichen zu können.

Pflanzenöle, Butter, Margarine, Obers/Sahne, Sauerrahm/saure Sahne und Traubenzucker können für die Zubereitung von diversen Speisen großzügig eingesetzt werden. Zwischendurch können Milchprodukte mit hohem Fettgehalt (Gervais, Milchshakes, Sauerrahm mit Früchten) sowie verdünnte Dick- und Fruchtsäfte als Getränke konsumiert werden. Mehr Informationen dazu finden Sie im Kapitel „Empfehlungen bei Mangelernährung“, S. 47, oder unter „Ernährung bei Mangelernährung“ im Rezeptteil ab S. 141).

Langfristig nach der Lebertransplantation

Bei einigen Lebertransplantierten setzt im ersten Jahr nach der Transplantation eine starke Gewichtszunahme ein. In diesem Zusammenhang ist vor allem der rasche Anstieg der Körperfettmasse, gepaart mit geringer Muskelmasse, gefährlich. Dadurch entstehen neue Gesundheitsrisiken, u.a. kann es zum sogenannten metabolischen Syndrom mit Übergewicht, Diabetes, Bluthochdruck und anderen Stoffwechselerkrankungen kommen. Eine untrainierte Skelettmuskulatur ist ein großer Risikofaktor – daher empfiehlt sich ein ganzheitliches **Rehabilitationsprogramm** mit Physiotherapie und dem Aufbau von Muskelmasse. Neben einer gesunden und ausgewogenen Ernährung ist ausreichende Bewegung ein wichtiger Gesundheitsfaktor. Nach der Lebertransplantation müssen Medikamente eingenommen werden, damit die neue Leber nicht abgestoßen wird. Diese Immunsuppressiva schwächen das Immunsystem. Daher sollten Menschen mit transplantierten Organen in ihrer Ernährung besonderes Augenmerk auf die Hygiene legen, denn auch Keime, die für Gesunde harmlos sind (z. B. Toxoplasmose-Erreger), können das Risiko einer Infektion mit sich bringen. Vor allem in den ersten 6 Monaten sollten Sie besonders darauf achten. Aus diesen Gründen wird direkt nach einer Transplantation eine keimarme Kost empfohlen:

Empfehlungen für eine keimarme Kost nach der Lebertransplantation

- Lebensmittel sollten immer kühl und dunkel aufbewahrt werden, da sie sonst ein guter Nährboden für Krankheitserreger sind.
- Rohes Fleisch kann mit Erregern und ihren Giftstoffen kontaminiert sein. Fleisch und Fisch sollten vor der Zubereitung immer gut gewaschen und gut durchgegart werden. Rohes Fleisch (z. B. Beef Tatar, Roastbeef) oder roher Fisch (Sushi) sollten nicht verzehrt werden. Achten Sie darauf, dass Sie Messer und Schneidbretter, die Sie zuvor für die Fleischzubereitung benutzt haben, nicht für die Zubereitung frischer Lebensmittel wie Salat verwenden. Bei Geflügel ist vor allem beim Essen außer Haus Vorsicht geboten. Ist das Fleisch nicht ganz durchgegart, besteht die Gefahr einer Kontamination mit Salmonellen.
- Gekochter Schinken ist empfehlenswert, da auch rohe, luftgetrocknete oder geräucherte Produkte (Schinken, Salami) zu Lebensmittelinfektionen führen können.
- Schälen Sie Obst und Gemüse.
- In den ersten Monaten sollten Sie Obst und Gemüse, das in Bodennähe wächst und nicht gekocht wird, beispielsweise Salate oder Erdbeeren, vermeiden. Diese Lebensmittel können Sie wieder unbesorgt genießen, wenn die Dosis der Immunsuppressiva reduziert wird. Allerdings gilt: gründlich waschen!
- Frischmilch vom Bauernhof sollten Sie nicht trinken, auch Rohmilchprodukte (z. B. Rohmilchkäse) sind ungeeignet. Weiters sollte Käserinde großzügig weggeschnitten und auf Schimmelkäse verzichtet werden.
- Nur vollständig durchgegarte Eier sind unbedenklich (z. B. harte Eier, Eier in Kuchen). Achten Sie v. a. auf „versteckte“ Eier in selbst hergestellter Mayonnaise, Schokoladenmousse und Tiramisu. Speziell bei warmen Temperaturen können sie zu Lebensmittelvergiftungen führen.
- Verzichten Sie auf Nüsse und Mandeln, da diese oft leicht angeschimmelt sind.

- Auch wenn Lebensmittel nur leicht angeschimmelt sind, sollten sie verworfen werden. Die Entfernung der verdorbenen Stelle reicht nicht aus, um den Schimmel zu beseitigen.
- Werfen Sie immer einen Blick auf die Verfallsdaten der Lebensmittel.
- Waschen Sie die Arbeitsflächen in der Küche heiß und gründlich ab, damit sich dort keine Keime sammeln können. Wechseln Sie Schwämme und Küchenhandtücher häufig.
- Verwenden Sie Hartplastik anstelle von Holzbrettern und reinigen Sie diese nach Gebrauch regelmäßig im Geschirrspüler.
- Waschen Sie sich mehrmals täglich gründlich die Hände.

Tipp: Da durch viele Immunsuppressiva das Hautkrebsrisiko gesteigert wird, sollten Sie anstelle der Vitamin-D3-Bildung durch Sonneneinstrahlung (UV-B-Lichteinwirkung) auf Vitamin-D-Präparate zurückgreifen.

Nicht nur bei der Einnahme von Immunsuppressiva, sondern auch bei der Einnahme von Cortison ist in Bezug auf die Ernährung auf einige Punkte zu achten:

Empfehlungen für die Ernährung bei Einnahme von Cortison

- Durch die Cortisoneinnahme entsteht ein erhöhtes Risiko für unerwünschte und übermäßige Gewichtszunahme. Wiegen Sie sich aus diesem Grund regelmäßig (1x pro Woche), achten Sie auf eine gesunde und ausgewogene Ernährung und auf ausreichend Bewegung. Vor allem durch den Verzicht auf süße Getränke wie Fruchtsäfte und Limonaden können viele Kalorien eingespart werden.
- Durch die längere Einnahme von Cortison kann Osteoporose entstehen. Daher ist eine gute Versorgung mit Calcium und Vitamin D sehr wichtig. Achten Sie darauf, dass Sie 3 Portionen Milchprodukte pro Tag zu sich nehmen. Bei Problemen mit Übergewicht sollten die Milchprodukte fettarm, bei Untergewicht vollfett sein. Eine Portion entspricht z. B. 1 Becher Milchprodukt (z. B. Milch, Joghurt, Buttermilch) oder 3 Scheiben Schnittkäse. Auch calciumreiches Mineralwasser und calciumangereicherte Soja- und Getreidemilchprodukte (Drink, Pudding und Joghurt) helfen, Ihren Bedarf zu decken.

  Achtung: Bei Bedarf ist eine zusätzliche Supplementierung mit Vitamin-D3-Präparaten (800–2000 IE täglich) sowie Calciumpräparaten (500–1000 mg Calcium täglich) notwendig.

Auch die Wechselwirkungen von Medikamenten und Lebensmitteln sollten beachtet werden:

- Meiden Sie Grapefruits in jeglicher Form – sie verzögern den Abbau von Immunsuppressiva und anderen Medikamenten.
- Johanniskrautextrakt verträgt sich mit vielen Medikamenten nicht. Fragen Sie daher vor dem Einsatz von Nahrungsergänzungsmitteln Ihre behandelnde Ärztin bzw. Ihren behandelnden Arzt.
- Medikamente sollten nicht mit schwarzem und grünem Tee eingenommen werden.

Nach der Lebertransplantation wird eine ausgewogene und gesunde Ernährung empfohlen (siehe Rezeptteil ab S. 95). Trinken Sie mindestens 2 l pro Tag. Alkohol ist auch nach der Transplantation tabu. Durch regelmäßige Laborkontrollen bei Ihrer behandelnden Ärztin bzw. Ihrem behandelnden Arzt und die regelmäßige Nachkontrolle Ihres Ernährungszustandes mithilfe eines ernährungsmedizinischen Ernährungsprotokolls können Mängel und Überschüsse ausgeglichen werden.

Seltene Lebererkrankungen

Alpha-1-Antitrypsin-Mangel

Der Alpha-1-Antitrypsin-Mangel ist eine angeborene Stoffwechselerkrankung, die die Abgabe von Alpha-1-Antitrypsin aus der Leber ins Blut verhindert. Die dadurch entstehenden Anreicherungen manifestieren sich vor allem in Lunge und Leber. Alpha-1-Antitrypsin ist ein Eiweiß, das in der Leber gebildet wird und den Körper (v. a. die Lunge) vor körpereigenen Enzymen, die Entzündungsprozesse auslösen, schützt. Der Verlauf der Erkrankung ist von genetischen und Lebensstilfaktoren wie Rauchen oder Alkoholgenuss abhängig. Bis zu 50% aller erwachsenen Alpha-1-PatientInnen entwickeln ab dem 40. Lebensjahr **unabhängig von ihrem Genotyp** eine relevante Leberschädigung. Das Risiko für Lebertumore erhöht sich – auch bei normalen Leberwerten – ebenfalls, daher sollten regelmäßige Screening-Untersuchungen stattfinden.

Die Basis der Ernährungstherapie stellt eine gesunde Ernährung reich an Vitaminen, Spurenelementen und gesunden Fettsäuren im Rahmen einer mediterranen Kost dar. Im Vergleich zu Gesunden ist bei Alpha-1-Antitrypsin-Mangel der Bedarf an Eiweiß (20 Energieprozent) und gesunden Fetten (40 Energieprozent) gesteigert und der Bedarf an Kohlenhydraten (30 Energieprozent) reduziert.

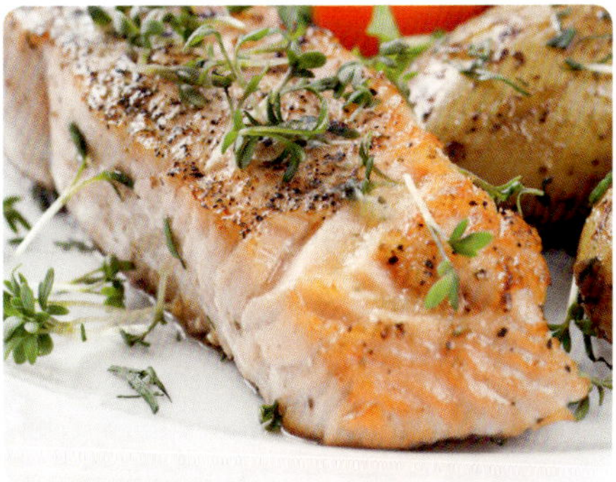

Ernährungsempfehlungen

- Der Energiebedarf ist je nach Grad der Lungen- und Leberschädigung erhöht. Wiegen Sie sich regelmäßig und vermeiden Sie Über- oder Untergewicht.
- Meiden Sie Alkohol.
- Achten Sie auf eine ausreichende Versorgung mit Magnesium (Getreide, Nüsse und Hülsenfrüchte), Zink (Fisch, Käse, Getreide), Selen (Fisch, Gerste), Folsäure (Leber, Nieren, Erdnüsse, Sonnenblumenkerne) sowie Vitamin A, D und C.
- Kochen Sie mit Raps- und Olivenöl, verwenden Sie für die kalte Küche Soja-, Walnuss- oder Leinsamenöl.
- Da Alpha-1-Antitrypsinmangel-PatientInnen häufig keine größeren Mahlzeiten verzehren können, ist es sinnvoll, den Kalorien- und Nährstoffbedarf in Form von mehreren kleinen Mahlzeiten abzudecken.
- Der Eiweißbedarf liegt bei rund 1,5 g pro kg Körpergewicht (bei Normalgewicht). Achten Sie auf eine ausreichende Eiweißversorgung (siehe Kapitel „Eiweißbedarfsberechnung“, S. 49).

Hämochromatose

Die Hämochromatose ist eine erbliche Störung des Eisenstoffwechsels. Sie führt zur verstärkten Einlagerung von Eisen in die Leber und andere Organe wie die Bauchspeicheldrüse, die Haut oder den Herzmuskel. Dadurch entzündet sich das Gewebe und es kommt zu einem zirrhotischen Umbau der Leber. Bei rechtzeitiger Diagnose kann durch regelmäßige Aderlässe mit dem Ziel der Entleerung der Eisenspeicher ein Fortschreiten der Krankheit verhindert werden. Diätmaßnahmen wirken bei der Hämochromatose nur unterstützend. Von einer eisenarmen Diät ist wegen ihrer geringen Praktikabilität und geringen therapeutischen Wirkung abzuraten.

Ernährungsempfehlungen

- Wenn Sie gleichzeitig mit eisenreichen Lebensmitteln schwarzen Tee und Vollkornprodukte verzehren, können Sie die Eisenaufnahme im Magen-Darm-Trakt vermindern.
- Bei beginnender Zirrhose ist insbesondere auf ein stabiles Gewicht und eine ausreichende Nährstoffzufuhr zu achten (siehe Kapitel „Leberzirrhose" ab S. 28).
- Bei begleitendem Diabetes mellitus ist eine gute Blutzuckereinstellung und das Einhalten einer kohlenhydratarmen, ballaststoffreichen Ernährung mit Gemüse, Obst und Hülsenfrüchten wichtig.
- Schränken Sie die Zufuhr von Fleisch, Wurstwaren und Hirse ein.
- Alkohol ist gänzlich zu meiden.
- Obst- und Zitronensäfte sollten Sie nicht zum Essen konsumieren, da sie die Eisenaufnahme verbessern.

Morbus Wilson

Bei Morbus Wilson handelt es sich um eine vererbbare Störung des Kupferstoffwechsels. Kupfer wird vermehrt in Organe wie Leber, Gehirn und Augen eingelagert, die Erkrankung wird daher auch „Kupferspeicherkrankheit" genannt. Dies kann zu Leberzirrhose und/oder zu degenerativen Hirnveränderungen führen. Hier kann eine rechtzeitige Therapie mit metallbindenden Tabletten (Chelatoren) eine Verbesserung bewirken. Eine rechtzeitige lebenslange Therapie mit Chelatoren kann das Fortschreiten der Krankheit verhindern. Wenn der Organismus nicht anspricht, ist langfristig eine Lebertransplantation erforderlich.
Es empfiehlt sich das Einhalten einer kupferarmen Diät (siehe Kasten auf der nächsten Seite). Die Zugabe von Zink zur Nahrung hemmt die Aufnahme von Kupfer im Verdauungstrakt, kann eine bestehende Kupferspeicherung aber nicht rückgängig machen.

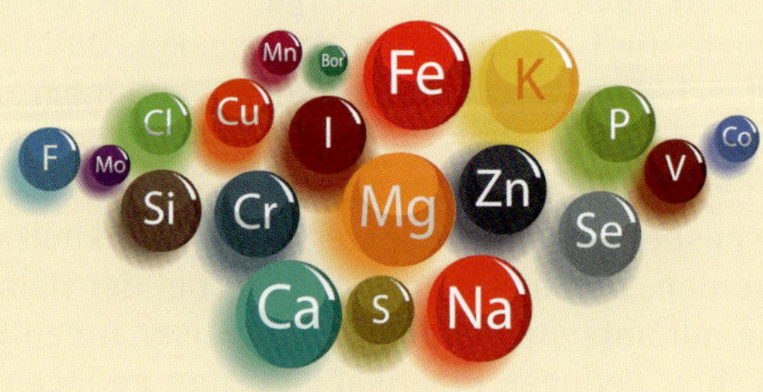

Ernährungsempfehlungen

- Essen Sie Lebensmittel, die arm an Kupfer und reich an Zink sind: Haferflocken, Weizenmehl Type 550, Mischbrot, Roggenbrot, Teigwaren, Kartoffeln, Ananas, Himbeeren, Äpfel, Birnen, Erdbeeren, Heidelbeeren, Honigmelonen, Mangos, Pfirsiche, Wassermelonen, frisches Gemüse, Milch, Milchprodukte, Käse, Fleisch- und Wurstwaren sowie Eier.
- Meiden Sie kupferreiche Lebensmittel: Meeresfrüchte, Sardinen, Hering, Makrele, Thunfisch, Forelle, Innereien, Trockenfrüchte, Kakao, Hülsenfrüchte, Pilze, Nüsse, Kirschen, Weintrauben, Stachelbeeren, Artischocken, Mais, Schwarzwurzeln, Emmentaler, Appenzeller, Gruyère, Leberpastete, Röstkaffee, Hefe, Kakaopulver, Bitterschokolade, Schwarztee.

Porphyrien

Beim vererbbaren Krankheitsbild der Porphyrien ist die Bildung von rotem Blutfarbstoff in der Leber oder im Knochenmark gestört. Porphyrien treten akut und chronisch auf und werden in 7 Erkrankungen unterteilt:

- Akute Porphyrien:
  - Akut intermittierende Porphyrie (AIP)
  - Porphyria variegata (VP)
  - Hereditäre Coproporphyrie (HC)
  - ALA Dehydratase Defizienz-Porphyrie (ADP) (sehr selten)
- Nicht-akute Porphyrien:
  - Porphyria cutanea tarda (PCT)
  - Erythropoetische Proto-Porphyrie (EPP)
  - kongenitale erythropoetische Porphyrie (CEP) (auch Morbus Günther, sehr selten)

Akute Porphyrien können plötzliche, kolikartige Bauchschmerzen hervorrufen, die einige Tage andauern. Weitere Symptome betreffen die Haut an lichtexponierten Stellen, neurologische Störungen und eine Rotverfärbung des Harns. Nicht-akute Porphyrien befallen meist die Haut und rufen keine akuten Symptome in anderen Organen hervor. Viele akute Attacken werden durch Faktoren ausgelöst, die kontrollierbar sind oder vermieden werden können, z. B. Medikamente, Alkohol, Fastenkuren (inkl. Diäten) oder Hormone (z. B. prämenstruelle Phase). Die Ernährungstherapie ist vor allem in der Prophylaxe wirksam und zielt auf eine regelmäßige Nahrungszufuhr sowie das Erreichen von Normalgewicht ab. Eine eventuell erforderliche Gewichtsabnahme sollte langsam erfolgen. Die Ernährung sollte kohlenhydratreich sein; es ist empfehlenswert, stets Traubenzuckerstücke mit sich zu führen. Bei beginnenden abdominellen Schmerzen kann deren Einnahme eine gefährliche Entwicklung verhindern.

Autoimmune Lebererkrankungen

Die seltenen Autoimmunkrankheiten der Leber wie die Primär Biliäre Zirrhose oder die Primär Sklerosierende Cholangitis gehören zu den cholestatischen Lebererkrankungen. Sie sind dadurch gekennzeichnet, dass die Ausscheidung der Galle aus der Leber gestört ist, entweder auf der Ebene der Leberzellen oder durch Erkrankungen der Gallenwege, welche die Galle von den Leberzellen in den Dünndarm leiten. Die fehlende oder gestörte Gallenausscheidung führt zu einer gestörten Aufnahme von Fetten und fettlöslichen Vitaminen, die eventuell eine Substitution erforderlich machen. Insbesondere besteht häufig ein Mangel an Vitamin D; bei eingeschränkter Gerinnung sollten vor operativen Eingriffen Vitamin-K-Infusionen erfolgen. Im Körper zurückgehaltene Gallensäuren verursachen starken Juckreiz (Pruritus).

Bei der **Primär Biliären Zirrhose (PBC)** wird häufig eine Sicca-Symptomatik (Austrocknungssymptomatik) beobachtet, die auch die Speichelproduktion betreffen kann. Diese kann durch das Kauen von zuckerfreien Kaugummis, das Lutschen von Bonbons und durch saure Lebensmittel (z. B. Zitrusfrüchte) angeregt werden. Auch Mundsprays mit Carmellose (z. B. Glandosane®) versprechen Abhilfe. Wichtig ist jedenfalls eine penible Mund- und Dentalhygiene aufgrund des erhöhten Karies- und Parodontoserisikos.

Da die PBC auch mit einem signifikant erhöhten Risiko für die Entwicklung einer Osteopenie bzw. Osteoporose assoziiert ist, sollten Sie auf eine ausreichende Substitution mit Vitamin D_3 (800–2000 IE täglich) sowie eine calciumreiche Ernährung (1000 mg Calcium täglich) achten.

Die mit der PBC häufig einhergehende Erhöhung des Cholesterins zeigt laut Studien kein erhöhtes Risiko für Herz-Kreislauf-Erkrankungen und ist daher nicht generell behandlungsbedürftig. Bei Vorliegen anderer Risikofaktoren

wie arterieller Hypertonie, Nikotinmissbrauch oder Diabetes mellitus sollte eine Reduktion des Serumcholesterins über die Nahrung oder medikamentös erreicht werden.
Betroffene mit **Primär Sklerosierender Cholangitis (PSC)** leiden häufig an einer chronisch entzündlichen Darmerkrankung (CED) wie Colitis ulcerosa oder Morbus Crohn. In vielen Fällen wird auch die CED als Ersterkrankung diagnostiziert und der Verdacht auf das Vorliegen einer PSC zeigt sich erst bei dauerhaft erhöhten Cholestaseparametern. Das Risiko für ein Darmkarzinom ist bei einem gemeinsamen Vorliegen beider Erkrankungen erhöht.
Bei fortgeschrittener PSC bessert sich die Lebensqualität für die meisten Betroffenen nach einer Lebertransplantation deutlich, da Komplikationen wie Aszites oder Varizenblutungen in späteren Krankheitsstadien häufiger auftreten.

EMPFEHLUNGEN BEI ...

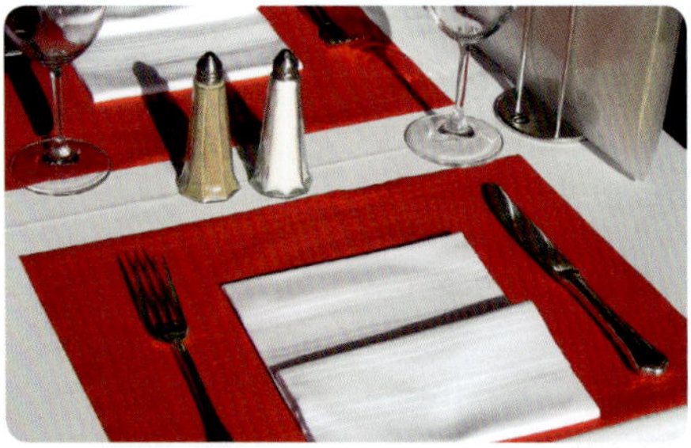

Da die Leber im Stoffwechsel eine zentrale Rolle spielt, kann es im Rahmen von Lebererkrankungen zu allgemeinen Verdauungsstörungen, Unverträglichkeiten bestimmter Nährstoffe sowie zu Veränderungen des Ernährungszustandes kommen. Im Folgenden finden Sie Tipps für den Umgang mit diesen Herausforderungen:

Appetitlosigkeit

- Essen Sie, wann immer es Ihnen möglich erscheint, z. B. auch nachts.
- Versuchen Sie, mindestens 5x täglich eine kleine Portion zu sich zu nehmen.
- Wählen Sie hochkalorische Speisen (siehe Rezeptteil).
- Nutzen Sie Getränke als Energielieferanten (verdünnte Frucht- und Dicksäfte, selbst hergestellte Shakes, industriell gefertigte Trinknahrung oder „Astronautenkost"). Beachten Sie aber die Notwendigkeit fruktosearmer Limonaden und Produkte.
- Manchmal fördern Bitterstoffe wie Grapefruit oder Bitter Lemon die Lust aufs Essen.
- Machen Sie einen kleinen Spaziergang vor dem Essen.
- Meiden Sie starke Essensgerüche und lassen Sie sich, wenn möglich, bekochen. Wenn Sie nicht ständig den Essensgeruch in der Nase haben, kann Ihnen das Essen leichter fallen.
- Richten Sie Ihr Essen mit frischen Kräutern an, z. B. Schnittlauch, Petersilie, Basilikum, Thymian.
- Essen in Gesellschaft und angenehmer Atmosphäre bringt Abwechslung.
- Machen Sie sich bewusst, dass jeder Bissen Kraft gibt und Sie stärken wird.

Übelkeit

- Gegen Übelkeit und Erbrechen gibt es wirksame Medikamente. Sprechen Sie mit Ihrer Ärztin bzw. Ihrem Arzt darüber und nehmen Sie die Produkte genau so ein wie verordnet. Warten Sie erst gar nicht, bis starke Übelkeit auftritt.
- Trockene Lebensmittel wie Zwieback, Salzstangen, Kekse, Nüsse oder Cracker sind bei Übelkeit besser bekömmlich.
- Verzichten Sie auf Ihre Lieblingsspeisen, wenn Ihnen sehr übel ist, damit sie Ihnen ein anderes Mal gut schmecken.
- Essen Sie langsam und kauen Sie gut – so können Ihre Speisen besser verdaut werden.
- Atmen Sie, sobald Übelkeit aufkommt, langsam tief ein.
- Bereiten Sie Essen im Vorhinein zu oder halten Sie Tiefkühlkost bereit, damit Sie bei Hunger nicht zum Kochen gezwungen sind.
- Tragen Sie keine einengenden Kleidungsstücke.
- Vermeiden Sie Düfte, die Sie als unangenehm wahrnehmen, z. B. Küchengerüche, Rauch, Parfüms. Kalte Speisen und Getränke sind oft geruchsärmer und deshalb bekömmlicher. Auch Beilagen wie Reis, Teigwaren, Kartoffeln sowie eiweißreiche Lebensmittel wie Mozzarella-Bällchen, Topfen/Quark und Frisch- bzw. Cottage-Käse werden zumeist gut toleriert.
- Lutschen Sie ab und zu erfrischende Bonbons oder saugen Sie Zitronen-, Orangen- oder Grapefruitstückchen aus.
- Trinken Sie reichlich über den Tag verteilt in kleinen Schlucken.

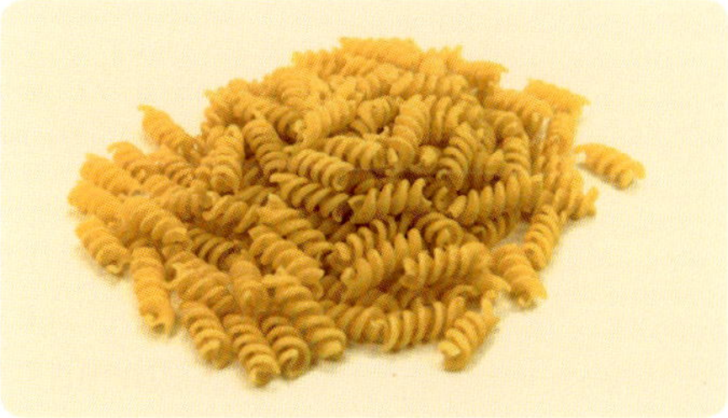

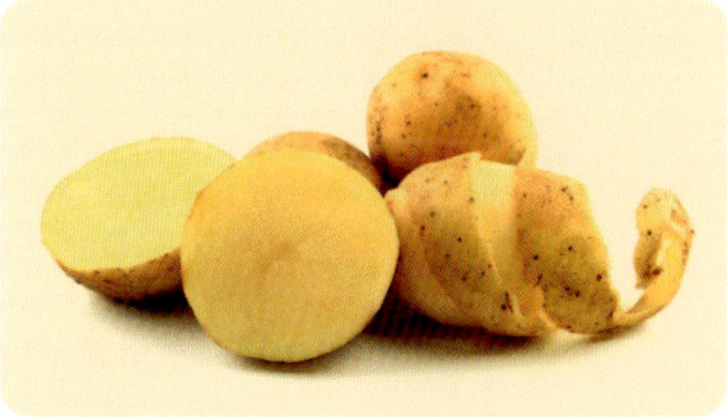

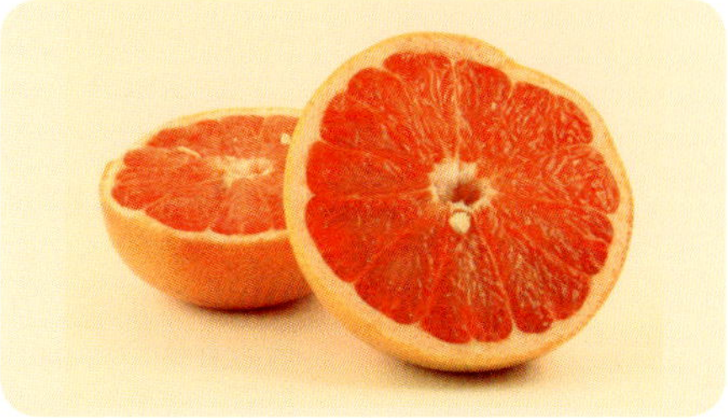

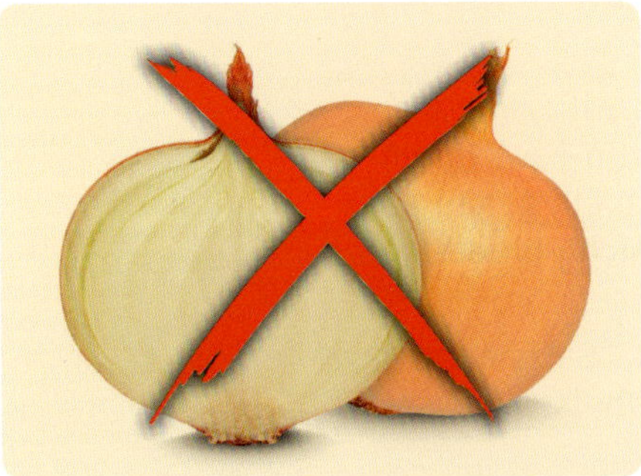

Völlegefühl

- Nehmen Sie mindestens 5 Mahlzeiten pro Tag zu sich, allerdings immer eine kleine Portion.
- Genießen Sie Ihre Speisen in Ruhe und kauen Sie gut.
- Verzichten Sie auf blähende Speisen und Lebensmittel wie frischen Hefeteig, Zwiebeln, Knoblauch, Kraut, Kohl oder Hülsenfrüchte.
- Auch Kohlensäure kann bei manchen Betroffenen zu einem Blähbauch führen. Anderen wiederum hilft sie gegen Völlegefühl. Testen Sie Ihre individuelle Toleranz.
- Trinken Sie *zwischen* den Mahlzeiten, nicht *zu* den Mahlzeiten.
- Getränke wie kleine Mengen Zitronensaft oder auch Kaffee können Erleichterung bringen.
- Sehr weiche oder flüssige Nahrung ist leichter verdaulich und sorgt für weniger Völlegefühl.

Fettstühlen

Fettstühle (helle, glänzende Stühle) weisen häufig auf einen Gallenstau, eine mangelnde Gallenproduktion oder eine reduzierte Bauchspeicheldrüsenfunktion hin. Darunter leidet fast die Hälfte aller chronisch Leberkranken. Öle und Butter können durch sogenannte **MCT-Fette** ersetzt werden. Das sind speziell hergestellte Fette aus mittelkettigen Fettsäuren, die in unserem Körper einen anderen Verdauungsweg einschlagen und daher besser vertragen werden. MCT-Fette werden nämlich direkt über die Pfortader in die Leber überführt und unabhängig von Gallensalzen sowie Enzymen aus der Bauchspeicheldrüse aufgenommen. Sie müssen mit 10–20 g begonnen und mit einer Steigerung um 10–20 g täglich – bis max. 100–150 g pro Tag bei guter Verträglichkeit – eingeschlichen werden. Insofern erfolgt die Umstellung von herkömmlichen Fetten auf MCT-Produkte langsam, da bei einem plötzlichen Wechsel Nebenwirkungen wie Kopfschmerzen oder Erbrechen auftreten können.

Mangelernährung

Mangelernährung kann jeden treffen – auch bei (vormals) Übergewichtigen kommt es häufig zum sogenannten Anorexie-Kachexie-Syndrom mit Appetitmangel und dadurch bedingter Abnahme an Körpergewicht, vor allem an Muskelmasse. Das hat zunehmende Schwäche, Müdigkeit, stärkere Therapienebenwirkungen und einen Verlust an Lebensqualität zur Folge. Daher ist es wichtig, mit der Ernährung gegenzusteuern.

Je nach Schweregrad der Lebererkrankung machen sich Veränderungen im Stoffwechsel bemerkbar. Der Kalorienbedarf steigt bei vielen Betroffenen um mehr als 20%, auch der Eiweißumsatz ist erhöht – das bedeutet, dass eigentlich eine Mahlzeit mehr gegessen werden müsste als vorher. Da dies oft nicht erreicht wird und zusätzlich der Eiweißabbau erhöht ist, kommt es zu einer Eiweiß-Mangelernährung. Diese zeigt sich im Absinken der Albumin-Konzentration im Blut, in einer Schwellung der Ohrspeicheldrüsen, in Haarausfall, Weißverfärbung der Nägel und dünner, verletzlicher Haut.

Weiters beeinflusst dieser Mangel die Leberleistung negativ. Es kann vermehrt zu Aszites und auch zu infektiösen Komplikationen kommen, da die Immunabwehr stark geschwächt ist. Überdies leiden viele Betroffene unter Appetitlosigkeit und Gewichtsverlust, gepaart mit Übelkeit, Verstopfung und unzureichender Flüssigkeitszufuhr.

Das Körpergewicht oder der Body-Mass-Index (BMI) allein sagen nicht aus, ob Mangelernährung vorliegt, da der Muskelverlust nur über eine regelmäßige Messung der Körperzusammensetzung (z. B. mittels Bio-Impedanz-Analyse) sichtbar wird.

Spätestens bei einem ungewollten Gewichtsverlust von 5% und mehr, gemessen am Ausgangsgewicht, wird von Mangelernährung gesprochen; hier sollten Sie auf eine **kalorien- und eiweißreiche Ernährung** achten. Diese soll vor allem den fortschreitenden Verlust der Muskelmasse verhindern. Eine ausreichende Eiweißzufuhr kann durch Eiweißportionen erreicht werden (siehe Eiweißbedarfsdeckung).

Tipp: Ihr medizinisches Team sollte zur Einteilung des Schweregrades Ihrer Mangelernährung Ihren Phasenwinkel-α mittels bioelektronischer Impedanzanalyse (BIA) ermitteln oder die Handkraft messen. Dies sollte auch dann erfolgen, wenn bei Ihnen Aszites besteht.

Die Leberfunktion und das gesamte Erkrankungsbild profitieren von einer Ernährungstherapie und von der Behandlung der Mangelernährung. Vorrangiges Ziel der Ernährung ist die Sicherstellung der Versorgung mit allen wichtigen Nährstoffen, also die Einhaltung einer ausreichenden Menge an Mischkost. Besprechen Sie eine orale Supplementation mit den behandelnden ÄrztInnen. Als sinnvoll erweist sich vor allem die Einnahme von Folsäure, Vitamin B_1, B_2 und B_6 sowie Zink (max. 12 mg täglich bei Frauen bzw. 15 mg bei Männern).
Wenn sich der Energie- und Nährstoffbedarf infolge von Appetitlosigkeit, Übelkeit oder Schmerzen nicht decken lässt, so sollte mit den behandelnden ÄrztInnen und der ernährungsmedizinischen Fachkraft über künstliche Ernährung durch eine Ernährungssonde oder parenterale Ernährung (Ernährung via Blut) gesprochen werden.

Energiebedarf bei Lebererkrankungen

Energiezufuhr von 30–35 kcal pro kg Körpergewicht pro Tag

Anmerkung: In manchen Situationen muss der Energiebedarf sogar auf 40 kcal pro kg Körpergewicht pro Tag erhöht werden.

Empfehlungen für die Mahlzeitengestaltung

- Essen Sie mehrere kleine Mahlzeiten (6–8) über den Tag verteilt.
- Beginnen Sie mit einem ausgiebigen Frühstück. Erfahrungsgemäß toleriert der Körper in der Früh die größte Nahrungsmenge.
- Planen Sie häufig Zwischenmahlzeiten ein, z. B. Sahnejoghurt, Trinkjoghurt, kleine Mehlspeisen, Müsli, Schokoriegel, frisches Obst oder kleine belegte Brötchen.
- Halten Sie an einem Ort, an dem Sie öfter vorbeigehen, eine kleine Schale mit Nüssen, Knabbereien oder Süßigkeiten bereit. Das verleitet zum Hingreifen.
- Legen Sie sich einen Nahrungsmittelvorrat v. a. von Fertigprodukten wie Tiefkühlfertiggerichten, Pudding, Obstgläschen oder Dosen an. So können Sie sich jederzeit etwas zubereiten, ohne lange kochen zu müssen.

Tipp: Werten Sie Ihre Gerichte durch kleine Tricks kalorisch auf!

- Verwenden Sie mindestens 2–3 Esslöffel hochwertiges pflanzliches Öl pro Tag. Verwenden Sie Fett auch zur Zubereitung von Speisen, die Sie vorher ohne Fett zubereitet haben (z. B. Reis, Nudeln). Butter und Margarine sollten Sie auch unter Käse oder Wurst aufstreichen. Sollte Ihnen die Fettverdauung Schwierigkeiten bereiten, steigen Sie auf MCT-Produkte um (siehe „Fettstühle").
- Cremesuppen, Saucen oder auch Desserts können mit Obers, Rahm oder Crème fraîche besser verfeinert werden.
- Maltodextrin 6 aus der Apotheke kann zusätzlich Kalorien liefern (nicht für DiabetikerInnen geeignet!).
- Wenn eine eiweißreiche Kost verordnet wird, kann Eiweißkonzentrat aus der Apotheke (z. B. Protifar oder Resource® protein instant pulver) verwendet werden. Zusätzlich können Sie industriell gefertigte Nahrung (Astronautenkost) im Tetrapak bzw. in der Flasche zu sich nehmen. Sie können diese Nahrung über die Firmen direkt (Allin®, Fresenius®, Nestlé®, Nutricia®), über die Apotheke (allin®, Fortimel®, Fresubin®, Resource®) oder im Super- bzw. Drogeriemarkt (allin®) erwerben. Genießen Sie die Zusatznahrung gekühlt. Dies verringert die Übelkeit und lässt das Produkt besser schmecken. Produkte mit Kakao- oder Kaffeegeschmack kann man auch erwärmen und sozusagen als „Ersatz" für die richtigen Getränke verwenden.
- Hochkalorische Rezepte finden Sie auch in unserem Rezeptteil!

Eiweißbedarfsdeckung

Berechnung des Eiweißbedarfs leicht gemacht mithilfe von Eiweißportionen

Schritt 1: Eiweißbedarf definieren

Eiweißbedarf bei Lebererkrankungen: angemessen ist zumeist eine Eiweißzufuhr von 1,2–1,5 g Eiweiß pro kg Körpergewicht pro Tag

Schritt 2: tägliche Eiweißmenge errechnen

Eiweißmenge pro Tag in g = Körpergewicht in kg x Eiweißbedarf

Falls notwendig: Korrektur von Über- oder Untergewicht. Dabei kann das der jeweiligen Körpergröße entsprechende Normalgewicht verwendet werden (Normalgewicht lt. Broca = Körpergröße in cm – 100)

Beispiel: 70 kg x 1,5 g Eiweiß = 105 g Eiweißbedarf pro Tag

Tipp: Bei bereits bestehender Mangelernährung, erhöhtem Aktivitätsgrad oder bei regelmäßiger Aszites-Punktion kann sich der Eiweißbedarf auch auf 1,7–2 g Eiweiß pro kg Körpergewicht pro Tag erhöhen.

- **Schritt 3: Umrechnen in Eiweißportionen**
  Die nachfolgende Tabelle zeigt Ihnen die Anzahl der Eiweißportionen pro Tag

Eiweißbedarf	Portionen Eiweiß pro Tag
51–60 g	2–3 Portionen
61–70 g	3–4 Portionen
71–80 g	4–5 Portionen
81–90 g	5–6 Portionen
91–100 g	6–7 Portionen
101–110 g	7–8 Portionen
111–120 g	8–9 Portionen
› 121 g	individuelle Abklärung nötig

1 Portion entspricht 10 g biologisch hochwertigem Eiweiß aus ...

- 300 ml Milch, Buttermilch, Joghurt, Sojamilch
- 4 EL (ca. 100 g) Topfen/Quark, Frischkäse, Hüttenkäse
- 50 g Käse, Wurst, Schinken
- 50 g Fisch, Fleisch (roh gewogen)
- 30 g Fisch, Fleisch (gekocht gewogen)
- 1 Ei
- 100 g Tofu
- 180 g Linsen, Bohnen, Kichererbsen (aus der Dose)
- 150 g Erbsen
- ½ Pkg. eiweißreiche Trinknahrung (Nährwerte: durchschnittlich 10 g Eiweiß/100 ml Trinknahrung)
- 10–15 g (1–1½ gehäufte Esslöffel) Eiweißpulver (Nährwert beachten!)

Eiweiß ist nicht gleich Eiweiß

Die biologische Wertigkeit von Eiweiß drückt aus, welche Menge zugeführtes Eiweiß in körpereigenes Eiweiß umgewandelt werden kann. Grundsätzlich kann der Körper tierisches Eiweiß besser verwerten als pflanzliches. Um eine optimale Aufnahme von Eiweiß zu gewährleisten, ist es somit ratsam, tierische und pflanzliche Eiweißlieferanten zu kombinieren. Dieses Ernährungsprinzip wird „biologischer Ergänzungswert" genannt. Beispiele für Kombinationsmöglichkeiten sind:

Eiweißquelle	Beispiele für die Umsetzung
Kartoffel + Ei	Kartoffelauflauf, Kartoffelsoufflé, Kartoffelknödel, Kartoffel-Omelett
Milchprodukt + Kartoffel	Kartoffelpüree, Kartoffelgratin, Ofenkartoffel mit Topfen-(Quark-) Joghurt-Sauce, Topfen-Gnocchi, Topfen-Laibchen
Milchprodukt + Ei	Topfenauflauf, Grieß-Topfen-Soufflé
Milchprodukt + Getreide	Grießkoch, Brot mit Schnitt- oder Frischkäse, Topfenpalatschinken (Quarkpfannkuchen) mit Vanillepudding, Milchreis, Nudelauflauf mit Käse, Grieß-Topfen-Auflauf, Reisauflauf
Getreide + Ei	geröstete Knödel mit Ei, Palatschinken (Pfannkuchen), Eierschöberl-Suppeneinlage
Hülsenfrüchte	Hummus, Linsen, Bohnencremesuppe

Viele geeignete Eiweißkombinationen finden Sie in unserem Rezeptteil ab S. 63.

Tipp: Sollte bei Ihnen die Gefahr einer hepatischen Enzephalopathie vorliegen, so sollen Diäten mit einem erhöhten Anteil an verzweigtkettigen Aminosäuren eingesetzt werden. Diese sind vorwiegend in Milch, Milchprodukten und Käse (Molkenprotein und Casein) enthalten. Weitere Informationen dazu sind in diesem Kapitel unter dem Punkt „Hepatische Enzephalopathie" nachzulesen.

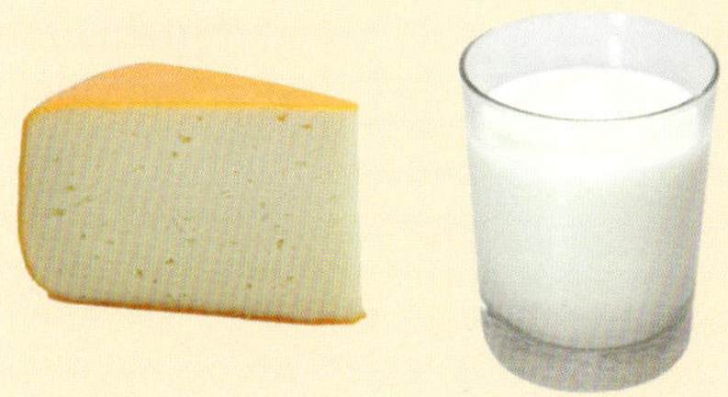

Aszites

Unter Aszites oder Bauchwassersucht wird die Ansammlung von Flüssigkeit in der freien Bauchhöhle verstanden. Etwa die Hälfte der Betroffenen mit Leberzirrhose entwickelt

innerhalb eines Zeitraumes von 10 Jahren nach Diagnosestellung eine Aszites. Bedingt durch die Leberschädigung kommt es zu einem Überdruck in den Gefäßen. Anfängliche Symptome sind häufig ein aufgeblähter Bauch mit rascher Zunahme des Bauchumfangs und Gewichtszunahme. Spannungsgefühl und Atembeschwerden können folgen.
Eiweißmangel, der durch die Mangelernährung bei chronischen Lebererkrankungen entsteht, begünstigt das Auftreten von Aszites. Daher ist es wichtig, Mangelernährung zu vermeiden bzw. zu therapieren, um einer Aszites vorzubeugen. Wichtig ist auch, bei regelmäßigen Aszites-Punktionen das verlorene Eiweiß durch Eiweiß- bzw. komplette Ernährungsinfusionen sowie die orale Ernährung auszugleichen. Überdies hilft es vielen Betroffenen, sich im Rahmen einer „Leichten Vollkost“ zu ernähren. Unverträglichkeiten und Magen-Darm-Beschwerden können auf diese Weise vermieden werden. Die Empfehlungen dafür sind im Rezeptteil ab S. 63 nachzulesen.
Falls Sie aufgrund der Aszites Diuretika mit dem Wirkstoff Spironolacton (z.B. Aldactone®, Aldactone®-Sultacin® Forte, Spirono®) einnehmen, sprechen Sie bezüglich der Ernährung bitte mit Ihrer Ärztin oder Ihrem Arzt. Bei dieser kaliumsparenden Diuretika-Gruppe wird vermehrt Natrium ausgeschieden und Kalium zurückgehalten. Dabei ist auf eine kaliumarme Ernährung zu achten, da ansonsten ein Kaliumüberschuss im Körper entstehen kann. Verzichten Sie auf Kaliumbomben wie Obst- und Gemüsesäfte sowie Trockenfrüchte. Auch große Mengen von Bananen, Kartoffeln, Tomatensauce, Spinat und übermäßiger Konsum von Obst sowie Gemüse sollten vermieden werden.

Ösophagusvarizen und gastrointestinalen Blutungen

Als schwerwiegende Folge einer Leberzirrhose können sich Ösophagus- und Fundusvarizen bilden. Varizen sind Krampfadern, die aufgrund der Umbildung des Lebergewebes als Umgehungskreisläufe entstehen. Ein Teil des Blutes aus der Pfortader sucht sich einen Weg durch Venen der Magenwand und der Speiseröhre. Diese sind ihrer neuen Aufgabe aber nicht gewachsen, da sie meist zu dünnwandig und zu schmal sind – es entstehen Krampfadern. Varizen können zu lebensbedrohlichen Blutungen führen. Bei Ösophagusvarizen und oberen gastrointestinalen Blutungen bestehen die Ernährungsempfehlungen in leicht verdaulicher Kost, der sogenannten „Leichten Vollkost“ (siehe auch Rezeptteil ab S. 120).

Ernährungsempfehlungen im Rahmen einer „Leichten Vollkost“ bei Ösophagusvarizen

- Langsam essen und gut kauen
- Mehrere kleinere Mahlzeiten über den Tag verteilen
- Weichere Kost (stets gut gekaut und zerkleinert, gegebenenfalls passiert) bevorzugen; „kratzende“ Speisen (z. B. Knäckebrot, Panade, hartes Obst und Gemüse) stets mit ausreichend Flüssigkeit einnehmen
- Leicht verdauliche Zubereitungsmethoden bevorzugen (garen, dünsten, dämpfen) statt scharf anbraten oder rösten
- Geräuchertes, Gebackenes oder Paniertes ist sehr schwer verdaulich
- Obst und Gemüse in gekochter oder geschälter Form essen, gegebenenfalls passiert
- Blähende Speisen (Kraut, Kohl, Linsen, Bohnen etc.) und Getränke (Kohlensäure) meiden
- Keine zu kalten Speisen, keine zu heißen Speisen, keine extrem süßen Speisen
- Mild würzen
- Kein Alkohol

Diabetischer Stoffwechsellage

Bereits in den Frühstadien der Leberzirrhose sowie bei der nicht-alkoholischen Fettleberhepatitis finden sich eine gestörte Glukosetoleranz und periphere Insulinresistenz. Studien haben sogar gezeigt, dass Typ-2-Diabetes (früher: Altersdiabetes) bei der Entstehung von chronischen Lebererkrankungen wie auch dem hepatozellulären Karzinom einen Einfluss hat. Bis zu 60% der Betroffenen mit Leberzirrhose leiden auch unter Diabetes mellitus bzw. unter komplexen Störungen des Kohlenhydratstoffwechsels. Die Insulinwirkung der Leber und Muskulatur ist stark vermindert (hepatische Insulinresistenz).
Bei Leberverfettung und Übergewicht ist eine kontrollierte Gewichtsabnahme die beste Diabetes-Therapie. Wichtig ist eine **kalorien-, zucker- und fettreduzierte, ballaststoffreiche Mischkost** in Kombination mit **körperlicher Aktivität**. Eine nützliche Tabelle zu günstigen und ungünstigen Lebensmitteln bei Diabetes finden Sie im Rezeptteil unter „Gesunde Ernährung“ ab S. 95.

Die Leber kann ihre Aufgabe, Zucker für die Versorgung der Zellen zu speichern und neu zu bilden, nicht mehr ausreichend erfüllen. Dadurch kann es schon nach kurzer Nahrungspause zu Hungerstoffwechsel mit gesteigerter Fettverbrennung kommen. Daher sollten zwischen den Mahlzeiten nicht mehr als drei Stunden verstreichen. Auch vor dem Schlafengehen ist die Einnahme einer kohlenhydrat- und eiweißreichen Spätmahlzeit sinnvoll (z.B. belegtes Brot, Joghurt mit Früchten, selbst hergestellte Shakes). Gewichtsabnahmen sollten, so gut es geht, vermieden werden (Ausnahme: Fettleber). Rezepte, die für DiabetikerInnen geeignet sind, finden Sie in unserem Rezeptteil ab S. 63. Neben der richtigen Ernährung ist es natürlich wichtig, mit Ihrer behandelnden Ärztin bzw. Ihrem behandelnden Arzt eine gute medikamentöse Einstellung für Ihren Blutzucker zu finden.

Hepatischer Enzephalopathie

Bei einer chronischen Leberstörung wird die Entgiftungsfunktion der Leber immer mehr in Mitleidenschaft gezogen. Dadurch steigt der Anteil bestimmter Stoffe im Blut an, wie z.B. Ammoniak und Eiweißabbauprodukte aus dem Darm. Diese Substanzen sind giftig und bewirken ab einer bestimmten Blutkonzentration eine Funktionsstörung des Gehirns, die sogenannte hepatische Enzephalopathie. Diese trägt im Anfangsstadium zu Verwirrtheit und Verlangsamung bei, in weiterer Folge kann es auch zu Bewusstseinstrübung und schließlich zum hepatischen Koma kommen.
Mangelernährung, insbesondere der Abbau von Muskeln, die ebenfalls Ammoniak abbauen können, ist ein Risikofaktor für die Entwicklung einer hepatischen Enzephalopathie. Daher wird gezieltes körperliches Training zum **Muskelaufbau** empfohlen. Als ideal hat sich hier das Training mit dem eigenen Körpergewicht bewährt. Sprechen Sie darüber mit Ihrer Physiotherapeutin bzw. Ihrem Physiotherapeuten.
Ist die Leber schließlich nicht mehr dazu in der Lage, giftige Stoffe zu eliminieren, können diätetisch weitere Maßnahmen getroffen werden. Die Kost sollte vor allem **vegetarisch** sein, d.h. als Eiweißquelle sollten pflanzliche Produkte (Hülsenfrüchte, Soja- und Getreideproduk-

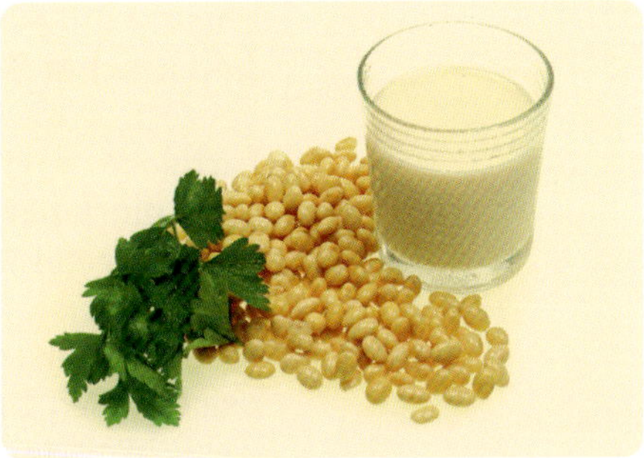

te, Vollkornprodukte, Kartoffeln etc.) sowie auch Milch oder Käse herangezogen werden. Beim Abbau dieser Lebensmittel entstehen aufgrund ihrer Eiweißstruktur nämlich weniger giftige Abbauprodukte als bei der Verdauung von Fleisch oder Wurstwaren. Daher sollte die Aufnahme von aromatischen Aminosäuren aus Lebensmitteln (vorwiegend in Fleisch und Wurstwaren) gegenüber den verzweigtkettigen Aminosäuren reduziert werden. Die Verstoffwechslung der verzweigtkettigen Aminosäuren (Branched Chained Amino Acids, BCAA) erfolgt unabhängig von der Leber in der Muskulatur, wodurch der fortschreitende Muskelabbau verringert wird. Beim Abbau kommt es zudem zu keinem nennenswerten Anstieg von Giftstoffen im Blut.

Ballaststoffreiche Kost (fein vermahlene Vollkornprodukte, Obst, Gemüse) erweist sich ebenfalls als sinnvoll, da bei der Verdauung der Ballaststoffe vermehrt Ammoniak und andere giftige Abbauprodukte ausgeschieden werden. Früher wurde die Eiweißzufuhr bei fortgeschrittener Erkrankung kurzfristig drastisch reduziert, was heute nur in Ausnahmefällen gemacht wird.

Oft gelingt es aber trotz Ernährungsumstellung nicht, den Anteil der zugeführten verzweigtkettigen Aminosäuren ausreichend zu erhöhen. Für diesen Fall stehen Nahrungssupplemente aus der Apotheke („BCAA-Supplemente“) zur Verfügung.

Wichtigste Ernährungsregeln zur Vorbeugung bzw. Behandlung einer hepatischen Enzephalopathie

- Vegetarische und ballaststoffreiche Kost
- Längere Fastenzeiten sowie Eiweiß-Mangel-Ernährung meiden
- Viele kleine Speisen täglich einnehmen
- Ausreichende Trinkmenge (ca. 1,5 l täglich bzw. wie mit der behandelnden Ärztin oder dem behandelnden Arzt vereinbart)
- Vermeidung von schwerem Flüssigkeitsmangel durch zu starke Entwässerung

Einsatz eines Lactulose-Präparates bei hepatischer Enzephalopathie (z. B. Laevolac®, Lactulose-Konzentrat als orale Lösung)

Lactulose ist ein synthetisches Disaccharid, das im Dickdarm durch bakterielle Enzyme zu kurzkettigen Fettsäuren – vorwiegend Milch- und Essigsäure – sowie zu Methan und Wasserstoff verstoffwechselt wird. Dieser Effekt führt zu einer Senkung des pH-Werts und zu einem Anstieg des osmotischen Drucks im Dickdarm. Dadurch wird die Beweglichkeit des Darms stimuliert und der Wassergehalt im Stuhl erhöht. Insofern kann Verstopfung vorgebeugt bzw. behandelt werden. Überdies führt Lactulose in höherer Dosierung zu einem Absinken des pH-Werts, was zu einer Veränderung gewisser chemischer Verbindungen führt. Die Ausscheidung von Stickstoff über den Stuhl wird beschleunigt. Diese Wirkung lässt sich zur Behandlung von Hyper-Ammonämie nutzen, die bei einer hepatischen Enzephalopathie vorherrschend ist, und die Ammoniak-Konzentration des Blutes kann um ca. 25–50% gesenkt werden. Außerdem stärkt Lactulose das Wachstum von gesundheitsfördernden Bakterien, wie Bifidobakterien und Lactobacillen, während potenziell krankheitsverursachende Bakterien, wie Clostridium und E. coli, unterdrückt werden können.

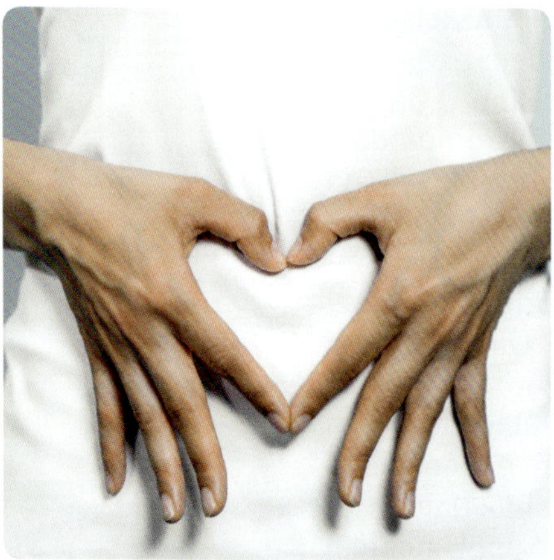

Dosierung, Art und Dauer der Anwendung:

- Bei chronischer Obstipation: Erwachsene anfangs 1–2 Esslöffel täglich, zur Langzeitbehandlung ½–1 Esslöffel täglich
- Bei Lebererkrankungen (Hyper-Ammonämie, hepatische Enzephalopathie): 60 g (bis 100 g) Lactulose täglich, das entspricht ca. 6 (bis 10) Esslöffel Laevolac über den Tag verteilt
- Wichtig: Besprechen Sie die Dosierung sowie die Dauer der nötigen Einnahme dieses Arzneimittels mit Ihrer Ärztin bzw. Ihrem Arzt! Lactulose-Präparate sind in der Apotheke erhältlich.

LEBERSCHÜTZENDE UND LEBERSCHÄDIGENDE INHALTSSTOFFE

Leberschützende Stoffe

Lebensmittel	Leberprotektiver Inhaltsstoff	Wirkungsweise
Artischocke	Cynarin	Kann Leberzellen vor der Schädigung durch freie Radikale schützen und erhöht die Stoffwechselleistung der Leber, hemmt die körpereigene Produktion von Cholesterin und regt Gallenfluss an. • Tee: 1 TL Artischockenblätter mit 150 ml heißem Wasser übergießen, 10 Minuten ziehen lassen, vor den Mahlzeiten trinken • 600–900 mg Artischockenextrakt täglich zwischen den Mahlzeiten Artischocken-Gemüse ist aufgrund der Verluste wichtiger Inhaltsstoffe beim Kochen nicht geeignet.
Bockshornklee	Bitterstoffe	Senkt den Blutzucker- und Cholesterinspiegel. • 25 g pulverisierte Samen täglich
Flohsamen	Ballaststoffe	Cholesterinsenkend • 4–10 g täglich – mit Flüssigkeit vorquellen lassen, 30–50 Minuten vor einer Mahlzeit einnehmen Langsam einschleichen!
Gelbwurz	Curcumin	Cholesterinsenkend, fördert die Gallensekretion • 500 mg täglich
Hafer	Beta-Glukan	Wirkt immunsteigernd, auch bei Tumorerkrankungen und während einer Chemo- oder Strahlentherapie, sowie cholesterinsenkend. • 3 g Beta-Glukan (entspricht etwa 40 g Haferkleie bzw. 80 g Haferflocken)
Kaffee	Polyphenole	Polyphenole können entzündliche und oxidative Schäden reduzieren, insbesondere bei einer Hepatitis-C-Infektion und bei der Vorbeugung von Leberkrebs • Mindestens drei Tassen (600 ml) Kaffee pro Tag (auch koffeinfrei)

Knoblauch	Allicin	Cholesterinsenkend • 4 g frischer Knoblauch oder 8 mg Knoblauchöl täglich
Löwenzahn	Bitterstoffe	Dient der Wiederherstellung der Leber- und Gallenfunktion, Anregung der Gallebildung, Förderung der Gallenentleerung, antikanzerogene Wirkung auf Leberzellen • Tee: 1 EL zerkleinerte Wurzel mit 150 ml kochendem Wasser übergießen und 10 Minuten ziehen lassen, 3x täglich vor den Mahlzeiten trinken Bei Gallensteinen nur nach ärztlicher Rücksprache!
Mariendistel	Silymarin	Wirkt schützend gegen vielfältige leberschädigende Einflüsse, insbesondere auch zur Therapie bei toxischen Leberschäden, chronisch-entzündlichen Lebererkrankungen und bei Leberzirrhose geeignet. Stärkt Leberzellmembrane und stimuliert die Regenerationsfähigkeit der Leberzellen. • 200–400 mg Silymarin als Tablette, Kapsel oder Dragee Die Darreichungsform als Tee ist bei Lebererkrankungen nicht geeignet!
Omega-3-Fettsäuren	α-Linolensäure (ALA) aus Pflanzen (Raps-, Soja-, Leinsamen- und Wallnussöl), Eicosapentaensäure (EPA) und Docosahexaensäure (DHA) (aus Fisch/Fischöl)	Omega-3-Fettsäuren wirken entzündungshemmend und fördern die Fettstoffwechsel-Kontrolle in der Leber. Sie tragen auch zur Abnahme des Lebervolumens bei Fettleber bei. • Täglich in Form von hochwertigen pflanzlichen Ölen und 1–2 x pro Woche durch fetten Fisch in die Ernährung einbauen • In der Leberfasten-Periode sollten 1.500 mg Fischöl pro Tag zugeführt werden (Kapseln als Ergänzung)
Probiotika		Verbessern die Immunfunktion, reduzieren die Entwicklung einer hepatischen Enzephalopathie • Studien mit 6 g Pulver mit einer Keimzahl von 15 x 109 (15 Milliarden) CFU über einen Zeitraum von 6 Monaten
Schwarzkümmelöl	Thymoquinon, Alpha-Hederin	Stärkt das lebereigene antioxidative Schutzsystem • 3 g täglich zu den Mahlzeiten

Soja	Lecithin, Protein	Sojalecithin als Nahrungsergänzungsmittel wirkt gegen leicht erhöhte Cholesterinwerte sowie vorbeugend gegen Fettleber und Gallensteine. • 25 g Sojaprotein (ca. 300 g Tofu bzw. 800 ml Sojamilch/-joghurt)

Quellen: Dhiman, R. K. et al. (2014): Probiotic VSL#3 reduces liver disease severity and hospitalization in patients with cirrhosis: a randomized, controlled trial. Gastroenterol 2014, 147, 1327–1337; Grünwald, J./Jänicke, C. (2004): Grüne Apotheke. München. Gräfe & Unzer; Horvath, A. et al. (2016): Randomised clinical trial: the effects of a multispecies probiotic vs. placebo on innate immune function, bacterial translocation and gut permeability in patients with cirrhosis. Aliment Pharmacol Ther 2016; Schmidbauer, C. (Hg.) (2015): Mikronährstoff-Coach. Salzburg: Verlagshaus der Ärzte.

Leberschädigende Stoffe

Lebensmittel	Lebertoxischer Inhaltsstoff	Wirkungsweise
Alkohol	Ethanol	Der chronische Genuss von Alkohol schädigt Leberzellen bereits in geringen Dosen, wobei zusätzlich genetische Faktoren bei der Entstehung von Lebererkrankungen eine Rolle spielen dürften. Die „Harmlosigkeitsgrenze" ist für Frauen und Männer unterschiedlich: • Frauen: bis max. 16 g Alkohol an 5 von 7 Tagen (ca. 200 ml Wein, 400 ml Bier) • Männer: bis max. 24 g Alkohol an 5 von 7 Tagen (ca. 300 ml Wein, 600 ml Bier) Bei bereits bestehenden Leber- oder Pankreaserkrankungen ist absoluter Alkoholverzicht nötig. Bedenken Sie: Viele alkoholische Getränke und auch Mischgetränke (z. B. Cocktails, Alkopops) enthalten auch größere Mengen an Fruchtzucker, welcher als Risikofaktor bei gewissen Lebererkrankungen identifiziert wurde.
Cassia-Zimt	Cumarin	Der im herben Cassia-Zimt in hohen Dosen vorkommende Aromastoff Cumarin kann bereits in relativ niedrigen Dosen bei Menschen mit Leberschäden lebertoxisch wirken. Alternativ kann der milde Ceylon-Zimt verwendet werden, der einen geringen Cumarin-Anteil aufweist. Vor allem von der Einnahme von Zimtkapseln (z. B. bei Diabetes mellitus) ist in diesem Zusammenhang abzuraten.
Obligate Lebergifte		• Viele Medikamente in Hoch- oder Dauertherapie (Cortison, Zytostatika, Paracetamol, Antibiotika, Antiepileptika, Antidepressiva, Marcoumar, Kontrazeptiva) • Diverse Chemikalien (Phosphor, Tetrachlorkohlenstoff, Chloroform, Arsen) • In Lebensmitteln enthaltene Aflatoxine und die Gifte des Knollenblätterpilzes Diese Substanzen können zum Untergang von Leberzellen führen.

Fruchtzucker		Vermehrte Aufnahme von Fruchtzucker (Fruktose) wird als wesentlicher Faktor für die Entstehung der nicht-alkoholischen Fettleber und Steatohepatitis angesehen. Vor allem industriell gefertigter Fruchtzucker aus Mais, der zum billigen Süßen von Limonaden, Softdrinks und Backprodukten verwendet wird, steht im Verdacht, vermehrt die Fettneubildung, die Freisetzung von Harnsäure sowie den oxidativen Stress zu beeinflussen. Durch die wiederholte Aufnahme von Fruchtzucker werden diese Prozesse sogar verstärkt, sodass von einem negativen Lerneffekt gesprochen werden kann. Längerfristig wird auch das Diabetesrisiko (Insulinresistenz) begünstigt (führt zu chronischen Schäden am Gefäßsystem, an der Niere und zur Entstehung von Bluthochdruck). Achten Sie daher vermehrt auf die Inhaltsstoffe der oben beschriebenen Fertigprodukte und nehmen Sie Fruchtzucker entweder in stark verringerter Menge oder gar nicht ein. Die in Früchten enthaltene Fruktose wird langsamer freigesetzt und besser toleriert als Fruktose in flüssiger Form. Obst kann daher mit 2 Portionen täglich zu einer gesunden Ernährung beitragen. Ausgenommen: pure Frucht- und Gemüsesäfte (auch „ohne Zuckerzusatz") in größeren Mengen.
Kava Kava (Rauschpfeffer)	Kavapyrone und Kavalactone	Das Deutsche Bundesinstitut für Risikobewertung rät von der Verwendung von Nahrungsergänzungsmitteln, die Kava-Kava enthalten, wegen möglicher leberschädigender Wirkung ab. Davon ausgenommen sind homöopathische Arzneimittel, bei denen der Kava-Kava-Anteil verschwindend gering ist.
Vitamin A		Chronische Überdosierung von Vitamin A aus tierischen Lebensmitteln (Leber, Lebertran), Nahrungsergänzungsmitteln (ab 4–5 mg täglich) oder Medikamenten (z. B. Therapie bei schwerer Akne).

Quellen: Hohmann, C. (2006): Cumarin: Gesundheitsrisiko nicht auszuschließen. PZ online, Ausgabe 44, https://www.pharmazeutische-zeitung.de/index.php?id=2158 (15.2.2018); Kerschner, B. (2016): Kava-Kava: gefährliches Mittel gegen die Angst, https://www.medizin-transparent.at/kava-kava (16.2.2018); Uhl, A. (2009): Handbuch Alkohol – Österreich: Zahlen, Daten, Fakten, Trends. 3., überarbeitete und ergänzte Auflage, Bundesministerium für Gesundheit, Wien

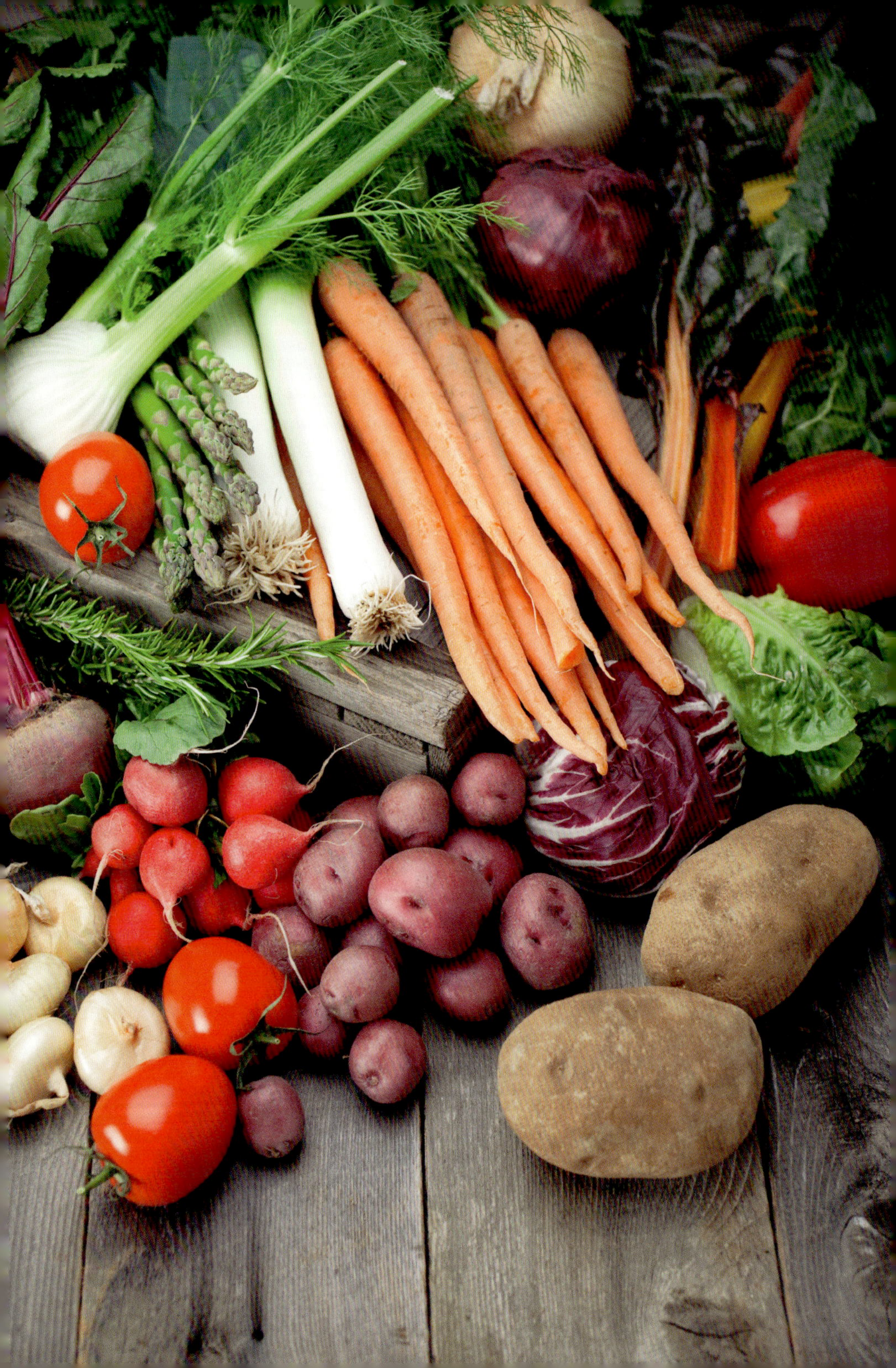

REZEPTE

In diesem Teil des Buches finden Sie eine große Auswahl an schmackhaften und praktischen Rezepten. Sie sind in vier große Bereiche gegliedert:

- Fettleber
- Gesunde Ernährung
- Leichte Vollkost
- Mangelernährung

In den Rezepten wurde als Back- und Kochfett mehrheitlich Butter verwendet, die je nach Geschmack gegen Margarine ausgetauscht werden kann.
Sämtliche Rezepte aus dem Teil „Leichte Vollkost“ können auch in der gesunden Ernährung eingesetzt werden. Überdies können Sie bei allen Rezepten aus dem Teil „Gesunde Ernährung“ und „Leichte Vollkost“ den Fettgehalt erhöhen (indem Sie magere gegen vollfette oder sahnige Milchprodukte, hochwertige Öle und Butter austauschen). Die Rezepte können auch zusätzlich mit Modulen (z. B. Eiweiß- oder Kohlenhydratpulver), Trink- und Zusatznahrung angereichert werden und sind somit auch bei Mangelernährung geeignet.

Die Taxierungstabelle ab Seite 168 kann Ihnen helfen, noch schneller herauszufinden, welche Rezepte besonders für Sie geeignet sind.

Dabei wird nach folgenden Kriterien unterschieden:

	eiweißreich		weich
	leicht verdaulich		für Diabetiker geeignet
	vegetarisch		ballaststoffreich

Da bestimmte Lebensmittel im deutschen, österreichischen und Schweizer Sprachraum unterschiedlich bezeichnet werden, finden Sie am Ende des Buches ein Küchenlexikon (S. 173), das bei unbekannten Bezeichnungen weiterhilft.

BEI FETTLEBER

Im folgenden Rezeptteil finden Sie köstliche Speisen rund um die Dauerernährung bei Fettleber (siehe S. 13). Sollten Sie Interesse an einem Leberfasten-Programm haben, empfehlen wir Bücher rund um das Konzept „Leberfasten nach Dr. Worm“ mit genauer Anleitung sowie vielen Rezepten (siehe Quellenverzeichnis, z. B. „Leberfasten nach Dr. Worm“, Trias-Verlag, 2. Auflage, 2018).

LEBERFASTEN-SHAKE

Selbstgemachter Shake fürs Leberfasten, mit dem Hauptmahlzeiten (Frühstück, Mittag- und Abendessen) gegebenenfalls ersetzt werden können:

Zutaten:
300 ml fettarme Milch (0,9%) ODER
200 ml Joghurt 1% + Wasser ODER
300 ml Buttermilch ODER
200 g Magertopfen/Magerquark + Wasser
22 g Molkenprotein-Pulver (Whey-Protein, Apotheke)
1 TL Raps- oder Leinöl
2 TL Flohsamenschalen
evtl. Geschmackszusatz in Form von Zimt, stark entöltem Kakaopulver, echtem Vanilleschoten-Mark, Back-Aroma

FRÜHSTÜCK

RÜHREI AUF CHAMPIGNONS

Zutaten für 1 Portion:

- ½ Zwiebel
- 100 g Champignons
- 2 Eier
- 1 EL Milch
- Salz, Pfeffer
- 1 TL Rapsöl

Zubereitung:
Zwiebel schälen und in feine Streifen schneiden, Champignons putzen und in mundgerechte Stücke schneiden. Eier mit Milch verquirlen und dann mit Salz und Pfeffer würzen. Öl in der Pfanne erhitzen, Zwiebel und Champignons darin anbraten, Eiermasse darüber geben und mit einem Pfannenwender mehrmals verrühren, bis die Eier stocken.

OVERNIGHT OATS

Zutaten für 1 Portion:

- 40 g Feinblatt-Haferflocken
- 1 EL Leinsamen (geschrotet)
- 1 TL Honig bzw. wenig Süßstoff
- 150 ml Milch oder Sojamilch
- 1 EL Nüsse (gehackt)
- 100 g gemischte Beeren

Zubereitung:
Am Vorabend die Haferflocken mit Leinsamen, Honig und Milch in ein Gefäß geben. Gut verschließen und über Nacht in den Kühlschrank stellen. Nüsse und Beeren direkt vor dem Verzehr untermengen und alle Zutaten gut miteinander verrühren.

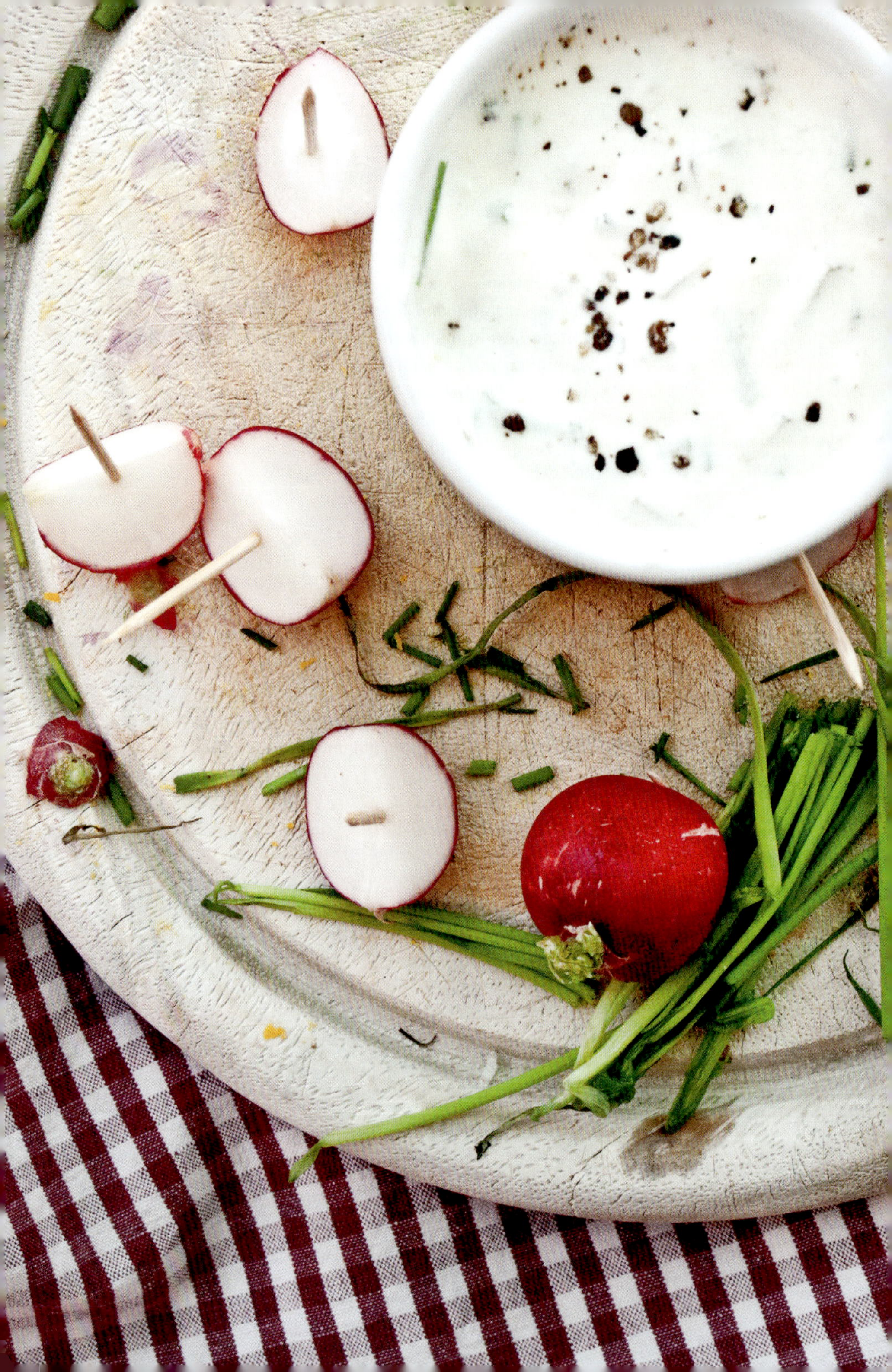

KRESSEQUARK MIT RADIESCHEN

Zutaten für 2 Portionen:

- 250 g Magertopfen/ Magerquark (10% F. i. T.)
- 50 ml Milch (1,5%)
- 2 TL Zitronensaft
- Salz, Pfeffer
- 200 g Radieschen
- 2 EL Pinienkerne
- 3–4 EL frische Kresse

Zubereitung:

Topfen mit Milch, Zitronensaft, Salz und Pfeffer glatt verrühren. Radieschen putzen, in dünne Streifen raspeln und anschließend unter den Topfen geben. Pinienkerne trocken in der Pfanne anrösten. Kresse zusammen mit den Pinienkernen über den Topfen streuen. Mit 1 Scheibe Vollkornbrot servieren.

BEEREN-SMOOTHIE

Zutaten für 1 Portion:

- 40 g Feinblatt-Haferflocken
- 150 g gemischte Beeren
- ½ Banane
- 250 ml Milch oder Buttermilch
- 1 Msp. Zimt
- 1 TL Honig bzw. etwas Süßstoff

Zubereitung:

Haferflocken mit etwas kochendem Wasser (aus dem Wasserkocher) bedecken und kurz quellen lassen. Anschließend alle Zutaten zusammen im Mixer pürieren, bis eine cremige Konsistenz entsteht.

BELEGTE BROTE MIT ERDBEERQUARK

Zutaten für 1 Portion:

- 2 Scheiben Grahambrot
- 2 Scheiben magerer Lachsschinken
- 1 weichgekochtes Ei
- 2 EL Magertopfen/ Magerquark (10% F. i. T.)
- 125 ml fettarme Milch (1,5%)
- 200 g Erdbeeren

Zubereitung:

Grahambrote mit Lachsschinken und Ei belegen. Erdbeeren putzen, Magertopfen mit Milch glattrühren und über die Erdbeeren geben.

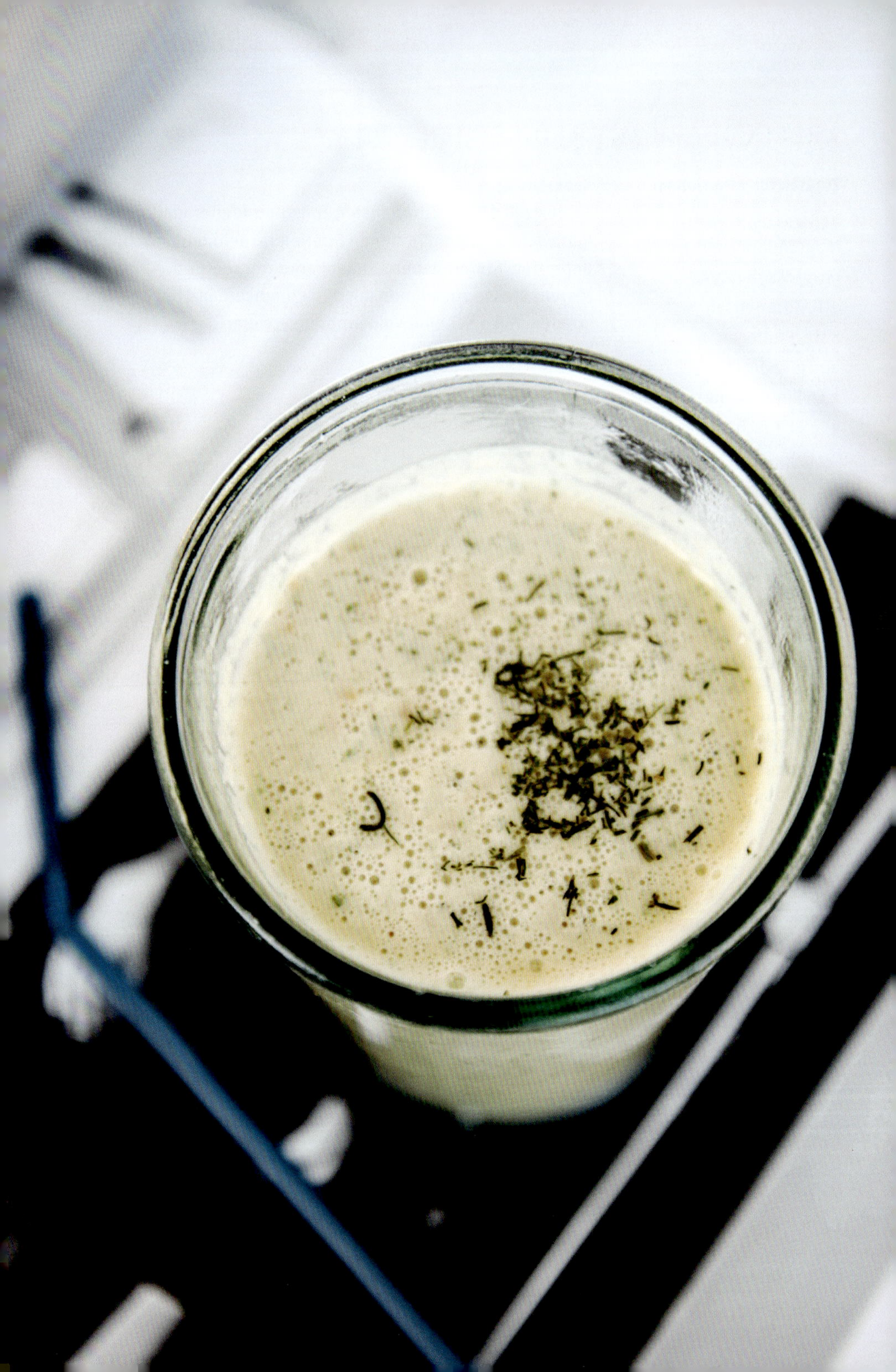

KLEINE SPEISEN

GEMÜSEDRINK

Zutaten für 1 Portion:

- 100 g Gurke
- 60 g Tomaten
- 150 g Joghurt (1%)
- 1 EL Hafermark
- 1 TL Leinsamen (geschrotet)
- 1 EL frischer Dill (gehackt)
- 1 TL Zitronensaft
- Salz

Zubereitung:

Gurke schälen, längs halbieren, die Kerne herauslösen und Gurke in kleine Stücke schneiden. Tomaten mit heißem Wasser überbrühen, dann schälen und klein würfeln. Alle Zutaten mit einem Stabmixer pürieren und mit Salz abschmecken. Gemüsedrink gekühlt servieren.

GEFÜLLTE GURKEN

Zutaten für 2 Portionen:

- 1 Salatgurke
- 40 g Buchweizen
- 1 EL Schnittlauch (gehackt)
- Salz
- 1 Prise edelsüßes Paprikapulver
- 1 Prise Kreuzkümmel
- 1 Tomate
- 100 g Schafskäse
- etwas Basilikum (fein gehackt)
- 1 Msp. bunter Pfeffer

Zubereitung:

Gurke waschen, in der Mitte durchschneiden und beide Hälften der Länge nach halbieren. Mit einem Teelöffel aushöhlen. Buchweizen in ca. 100 ml kochendes Wasser geben, umrühren und mit geschlossenem Deckel bei geringer Hitze 15–20 Minuten garen. Salz, Gewürze und fein gehackten Schnittlauch hinzufügen. Die Buchweizenfüllung auf die Gurkenhälften verteilen. Tomate schälen und in kleine Würfel schneiden, den Schafskäse mit der Gabel zerdrücken und alles mit Basilikum vermischen. Das Ganze auf die Gurkenhälften streichen. Eine Auflaufform mit einem Glas Wasser füllen, das herausgeschabte Innere der Gurke, Pfeffer und etwas Basilikum hineingeben, die Gurkenhälften hineinlegen und bei 200° C etwa 30 Min. lang backen. Durchgegarte Gurkenhälften aus der Auflaufform nehmen und auf kleinen Tellern servieren.

CAMEMBERT-BIRNEN-SALAT

Zutaten für 2 Portionen:

- 60 g Rucola
- 100 g Camembert light
- 2 kleine Birnen
- 100 g Joghurt (1%)
- 1 TL Dijonsenf
- 1 EL Limettensaft
- 1 TL Honig bzw. Süßstoff
- Salz, Pfeffer

Zubereitung:
Rucola waschen und trockenschütteln. Camembert in mundgerechte Stücke teilen. Birnen waschen, vom Kerngehäuse befreien und in schmale Spalten schneiden. Joghurt mit Senf, Limettensaft und Honig bzw. Süßstoff verrühren, mit Salz und Pfeffer abschmecken. Rucola auf den Tellern anrichten, Camembert und Birnenspalten darüber verteilen und mit dem Joghurtdressing übergießen.

Tipp: Dazu 1 Scheibe Vollkornbrot servieren.

KICHERERBSENSALAT

Zutaten für 2 Portionen:

- 300 g Tomaten
- ½ Bund Frühlingszwiebeln
- 250 g Kichererbsen aus der Dose
- 150 g Joghurt (1 %)
- 1 TL Olivenöl
- 1 EL Zitronensaft
- 1 Prise Zucker
- 1 Msp. Kardamom
- 1 Msp. Kreuzkümmel (gemahlen)
- Salz, Pfeffer
- 1 Knoblauchzehe
- 1 EL frische Petersilie (gehackt)

Zubereitung:
Tomaten in mundgerechte Stücke schneiden. Frühlingszwiebeln putzen und in feine Ringe schneiden. Kichererbsen abtropfen lassen, mit Tomaten und Zwiebeln vermengen. Joghurt mit Olivenöl, Zitronensaft, Zucker und Gewürzen verrühren. Knoblauch schälen und mit einem Messer fein hacken. Anschließend Knoblauch mit gehackter Petersilie in das Dressing geben. Über das Gemüse gießen und vor dem Servieren kurz ziehen lassen.

SUPPEN

LEICHTE KARTOFFELSUPPE

Zutaten für 4 Portionen:

- 200 g Kartoffeln
- 50 g Karotten
- 500 ml Gemüsebrühe
- Salz
- 1 Msp. Muskatnuss (gemahlen)
- 1 TL Majoran
- ½ TL Kümmel
- 1 Lorbeerblatt
- 1 EL glattes Mehl
- 1 EL Sauerrahm/ saure Sahne
- 1 TL Petersilie (gehackt)

Zubereitung:

Kartoffeln und Karotten schälen und kleinwürfelig schneiden. In einen Topf geben und mit Gemüsebrühe aufgießen, Gewürze und Salz hinzufügen und ca. 20 Min. kochen lassen. Mehl, Sauerrahm und etwas kaltes Wasser verrühren und in die kochende Suppe geben, kurz aufkochen lassen. Fertige Suppe mit gehackter Petersilie bestreuen und servieren.

BLUMENKOHL-CURRY-SUPPE

Zutaten für 2 Portionen:

- 1 Knoblauchzehe
- 1 Karotte
- 300 g Karfiol/ Blumenkohl
- 1 EL Rapsöl
- 2 TL Currypulver
- 1 Msp. Kardamom
- 150 ml Kokosmilch
- Salz, Pfeffer

Zubereitung:

Knoblauchzehe schälen und fein würfeln. Karotte schälen und ebenfalls in kleine Würfel schneiden. Karfiol putzen und in kleine Röschen teilen. Knoblauchwürfel in heißem Öl andünsten, Curry und Kardamom untermengen und kurz mitdünsten. Mit 300 ml Wasser und Kokosmilch aufgießen, Karfiolröschen dazugeben. Etwa 10 Min. köcheln lassen, dann Karottenwürfel untermengen und mit Salz und Pfeffer abschmecken. Nochmals ca. 5 Min. kochen.

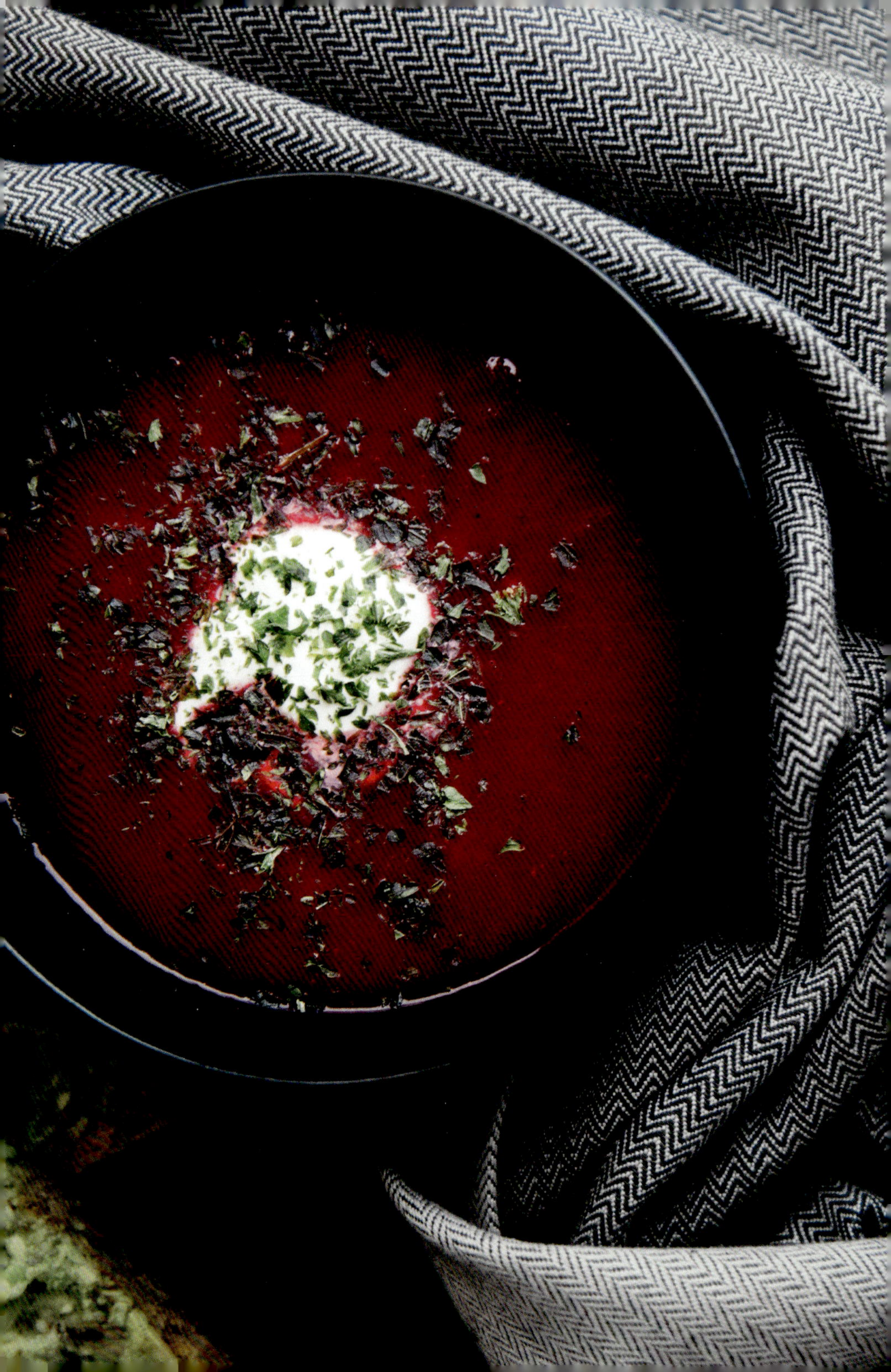

KALTE ROTE-BETE-SUPPE

Zutaten für 2 Portionen:

- 2 Stück rote Rüben/rote Bete
- 2 Eier
- ½ Gurke
- 100 g Sauerrahm/saure Sahne
- 300 g Sauermilch
- 1 EL Zitronensaft
- Salz, Pfeffer
- 2 EL Dill (gehackt)
- 1 EL Schnittlauchröllchen

Zubereitung:

Rote Rüben waschen und in leicht gesalzenem Wasser kochen. Abseihen, überkühlen lassen, dann schälen und in feine Streifen schneiden. Eier hartkochen, auskühlen lassen, schälen und vierteln. Gurke gründlich waschen und kleinwürfelig schneiden. Sauerrahm mit Sauermilch verrühren, mit Zitronensaft, Salz und Pfeffer abschmecken und anschließend rote Rüben, Gurke, Dill und Schnittlauch untermengen. Kalt mit den gekochten Eiern servieren.

Tipp: Statt frischer roter Rüben eignen sich auch vorgegarte rote Rüben aus dem Supermarkt.

WALDVIERTLER SUPPENTOPF

Zutaten für 4 Portionen:

- 150 g Suppengrün
- 1 Zwiebel
- 2 EL Rapsöl
- 800 ml Gemüsebrühe
- ½ TL Pfefferkörner
- 1 Lorbeerblatt
- 1 Knoblauchzehe
- 200 g Hühnerbrust
- 60 g Suppennudeln
- Salz
- 100 g Champignons
- ½ Bund frische Petersilie
- 1 Msp. Muskatnuss (gemahlen)

Zubereitung:

Suppengrün putzen, schälen und würfelig schneiden. Zwiebel schälen und klein hacken. Zwiebel und Gemüse in 1 EL Öl leicht anrösten, dann mit Gemüsesuppe aufgießen. Pfefferkörner, Lorbeerblatt und geschälten Knoblauch beigeben und die Suppe aufkochen lassen. Hühnerfleisch waschen, einlegen und etwa 20 Min. in der Suppe kochen. In der Zwischenzeit die Suppennudeln in reichlich Salzwasser bissfest kochen, abseihen und mit kaltem Wasser abschrecken. Champignons putzen, blättrig schneiden, in 1 EL Öl kurz anrösten und mit wenig Wasser fertig dünsten. Hühnerfleisch aus der Suppe nehmen, in Streifen schneiden und gemeinsam mit den gekochten Nudeln und gedünsteten Champignons in die Suppe geben. Mit Muskatnuss abschmecken und mit gehackter Petersilie bestreut servieren.

VEGETARISCHE HAUPTSPEISEN

TOFULAIBCHEN

Zutaten für 2 Portionen:

- 1 Karotte
- 1 Zwiebel
- 1 Knoblauchzehe
- 250 g Tofu
- 1 Ei
- 2 EL Haferflocken
- 1 EL Sonnenblumenkerne
- etwas Sojasauce
- Salz, Pfeffer
- Curry
- ½ Pkg. tiefgekühlte gemischte Kräuter
- 2 EL Rapsöl

Zubereitung:

Karotte schälen und grob reiben. Zwiebel und Knoblauchzehe schälen. Zwiebel fein würfeln, Knoblauch fein hacken oder zerdrücken. Tofu gut ausdrücken und mit einem Stabmixer pürieren. Ei und Haferflocken mit dem Tofu vermischen; gewürfelte Zwiebeln, Knoblauch, geriebene Karotte und Sonnenblumenkerne unter die Masse geben. Mit Sojasauce und Gewürzen gut abschmecken und Kräuter zugeben. Aus dem Teig gleich große Laibchen formen und in heißem Öl braten. Mit Salat servieren.

KAROTTEN-LAUCH-AUFLAUF

Zutaten für 2 Portionen:

- 100 g Karotten
- 1 kleine Zwiebel
- 200 g Lauch
- 1 EL Rapsöl
- 1 großes Ei
- 80 g Topfen/Quark (10% F. i. T.)
- Salz, Pfeffer
- Muskatnuss (gemahlen)
- etwas Petersilie (gehackt)
- 10 g Butter
- 30 g Edamer (30% F. i. T.)

Zubereitung:

Karotten und Zwiebel putzen, schälen und in Würfel schneiden. Lauch putzen und in Ringe schneiden. Gemüse in heißem Öl andünsten. Ei trennen, Eiweiß steif schlagen. Topfen mit Eigelb glattrühren, Eiweiß unterheben, mit Salz, Pfeffer, Muskat und Petersilie würzen und vorsichtig unter das gedünstete Gemüse mischen. In eine mit Butter ausgefettete Form füllen, den Käse darauflegen und bei ca. 200°C kurz überbacken, bis der Käse goldbraun geworden ist.

KARTOFFEL-EI-GEMÜSE

Zutaten für 2 Portionen:

- 300 g Kartoffeln
- 1 kleine Zwiebel
- 1 Knoblauchzehe
- 2 EL Olivenöl
- 125 ml Gemüsebrühe
- 100 g Champignons
- 1 EL Zitronensaft
- 150 g tiefgekühlte Erbsen
- 1 EL Crème fraîche
- Salz, weißer Pfeffer
- 1 Prise Koriander (gemahlen)
- 2 Eier
- 1 Karotte
- 1 EL Petersilie (gehackt)

Zubereitung:

Kartoffeln schälen und in Würfel schneiden. Zwiebel und Knoblauch schälen und fein hacken, dann im heißen Öl glasig anbraten. Kartoffelwürfel dazugeben, mit Brühe aufgießen, aufkochen und bei schwacher Hitze etwa 15 Min. garen. Champignons putzen, feinblättrig schneiden und unter die Kartoffeln geben. Zitronensaft, gefrorene Erbsen und Crème fraîche untermengen. Mit Salz, Pfeffer und Koriander würzen und zugedeckt bei geringer Hitze weitere 5 Min. garen. Eier ca. 5 Min. lang kochen, kalt abschrecken, schälen und vierteln. Karotte schälen und raspeln, Petersilie fein hacken. Kartoffelgemüse auf Tellern anrichten und mit Karottenraspeln und Petersilie bestreuen. Eier danebensetzen, nach Belieben mit Salz und Pfeffer abschmecken und servieren.

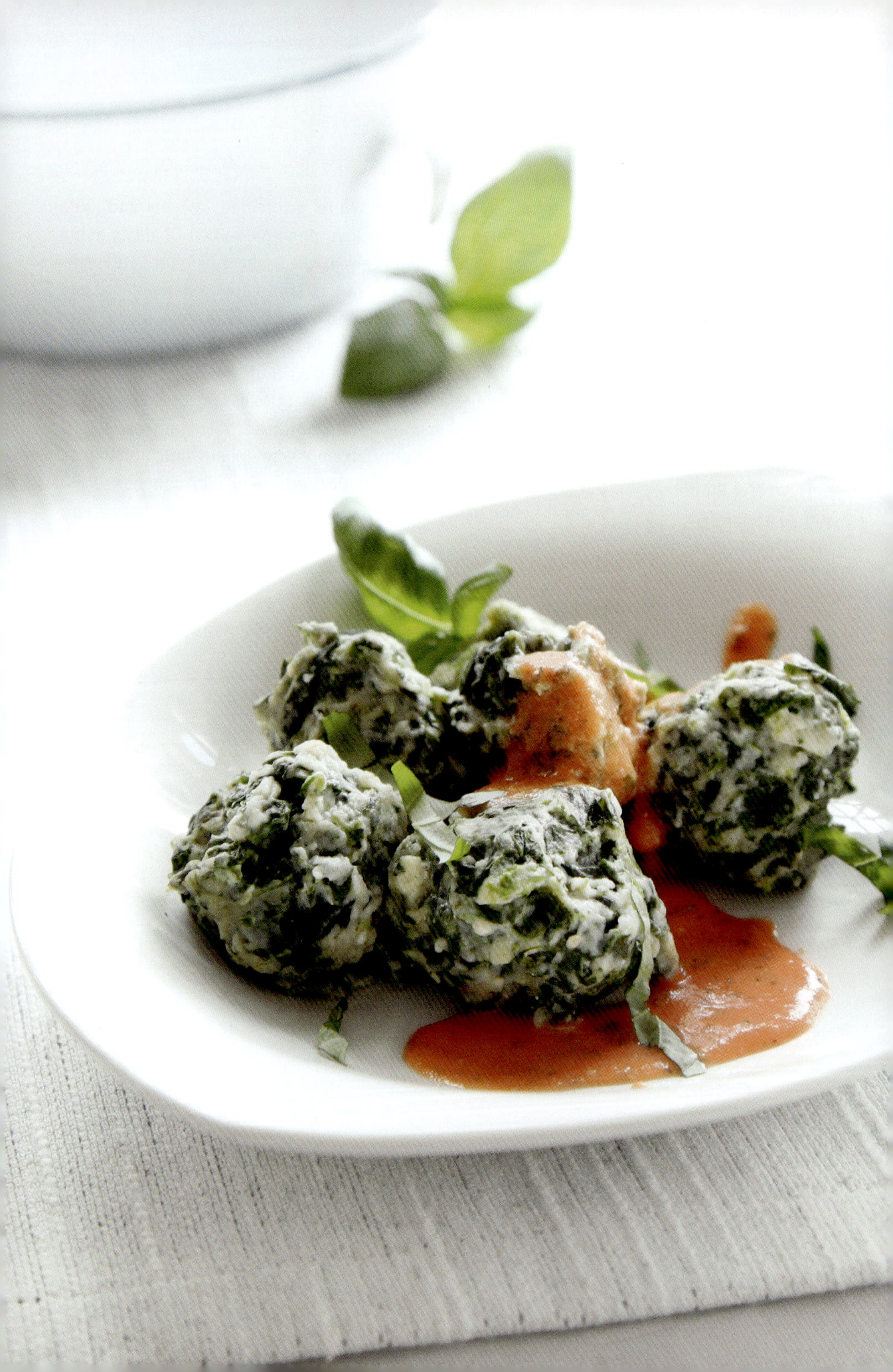

SPINAT-RICOTTA-WÖLKCHEN MIT TOMATENSAUCE

(mit freundlicher Genehmigung aus „Leberfasten nach Dr. Worm“, Trias-Verlag, 2018)

Zutaten für 2 Portionen:

Für die Wölkchen:

- 200 g tiefgekühlter Blattspinat
- 1 Knoblauchzehe
- 125 g Ricotta (45% F. i. T.)
- 1 Ei
- 1 Eigelb
- 1 gehäufter EL (15 g) Mehl
- 50 g Parmesan (gerieben)
- 1 Prise Muskatnuss (gemahlen)
- Salz, Pfeffer
- 1 Prise Cayennepfeffer

Für die Tomatensauce:

- 300 ml passierte Tomaten
- 4 Blätter Basilikum
- 1 gehäufter TL (15 g) Frischkäse mit Kräutern (17% Fett)
- 1 TL getrockneter Rosmarin
- 1 TL getrockneter Oregano
- Salz, Pfeffer
- 1 Prise Zucker
- 2 EL Parmesan (gerieben)

Zubereitung:

Tiefgefrorenen Spinat in einem Topf bei geringer Hitze auftauen lassen, anschließend in einem Sieb abtropfen lassen. Mit den Händen mehrmals kräftig ausdrücken, bis kaum noch Wasser austritt. Spinat fein hacken. Knoblauch schälen, fein würfeln. Spinat, Ricotta, Ei, Eigelb, Knoblauch, Mehl und Parmesan in eine Schüssel geben und gut vermengen. Mit Muskat, Salz, Pfeffer und Cayennepfeffer nach Belieben würzen. Aus der Masse ca. 4 cm große Klößchen (Wölkchen) formen und 15 Min. kaltstellen.

In der Zwischenzeit passierte Tomaten in einen Topf geben und zum Kochen bringen. Basilikumblätter in feine Streifen schneiden, Frischkäse sowie Rosmarin und Oregano unterheben. Mit Salz und Pfeffer abschmecken, ggf. eine Prise Zucker dazugeben.

Für die Wölkchen Salzwasser in einem größeren Topf zum Kochen bringen. Hitze reduzieren, Wölkchen mit einem Schaumlöffel vorsichtig in das nicht mehr sprudelnde Wasser geben und so lange ziehen lassen, bis sie von allein an die Oberfläche steigen. Mit dem Schaumlöffel entnehmen, in einem Sieb abtropfen lassen, mit der Tomatensauce anrichten und mit Parmesan bestreuen.

Tipp: Das Eiweiß eines Eis hat nur knapp 18 Kalorien. Sie können das übriggebliebene Eiklar im Kühlschrank lagern und innerhalb von 2 Tagen verwerten – z. B. mit in die nächste Eierspeise (Rührei) geben.

Tipp: Für eine leicht verdauliche Variante auf Knoblauch und Pfeffer verzichten.

SÜSSE HAUPTSPEISEN

KIRSCHAUFLAUF

Zutaten für 2 Portionen:

- 2 kleine Eier
- 1 Prise Salz
- 35 g zimmerwarme Butter
- 2 EL Rohrzucker
- 1 Pkg. Vanillezucker
- 200 g Topfen/Quark (10% F. i. T.)
- 125 ml Milch
- 100 g Haferflocken
- ½ Glas Weichseln/Sauerkirschen
- ½ TL Zimt

Zubereitung:
Backofen auf 200° C vorheizen. Eier trennen. Eiweiß mit 1 Prise Salz steif schlagen. Eigelb mit Butter, Zucker und Vanillezucker schaumig schlagen; Topfen, Milch und Haferflocken dazumengen und cremig rühren. Den festen Schnee unterheben. Zuerst die Kirschen, danach die Masse in eine gebutterte Auflaufform füllen, mit Zimt bestreuen und ca. 30 Min. bei 200° C backen.

QUARKSCHMARREN

Zutaten für 1 Portion:

- 1 kleines Ei
- ½ Pkg. Vanillezucker
- ½ TL abgeriebene Schale von 1 Bio-Zitrone
- 125 g Topfen/Quark (10% F. i. T.)
- 1 EL Sauerrahm/saure Sahne
- 1 EL feiner Grieß
- 1 TL Stärkemehl

Zubereitung:
Ei trennen. Eigelb mit Vanillezucker und Zitronenschale glattrühren, Topfen und Sauerrahm unterrühren. Eiweiß steif schlagen. Grieß mit Stärkemehl vermengen und abwechselnd mit dem Eischnee unter die Topfenmasse heben. Eine Teflonpfanne erhitzen und den Teig einfüllen. Sobald der Rand gestockt ist, den Teig auf die andere Seite wenden. Dann den Teig mit zwei Gabeln zerreißen und fertig backen.

Tipp: Nach Belieben mit Beerenkompott servieren.

HAUPTSPEISEN MIT FLEISCH

ROSMARINHÜHNCHEN MIT FENCHEL

Zutaten für 2 Portionen:

- 2 Fenchelknollen (ca. 500 g)
- 1 Zweig Rosmarin
- 2 Hühnerbrustfilets (ca. 250 g)
- Salz
- 2 EL Olivenöl
- 300 ml Hühnerfond oder -brühe
- 200 g Cocktailtomaten

Zubereitung:

Backofen auf 220° C (Umluft 200° C) vorheizen. Fenchel putzen und in Scheiben schneiden. Rosmarin abbrausen, die Nadeln abstreifen, Hühnerbrustfilets abspülen, trockentupfen und mit Salz und Rosmarin einreiben. In einer beschichteten Pfanne in Olivenöl auf beiden Seiten sanft anbraten, danach herausnehmen und beiseitelegen. Fenchel in derselben Pfanne anbraten und dann in eine feuerfeste Form geben. Hühnerfilets darauflegen und Hühnerbrühe darübergießen. Im vorgeheizten Backofen ca. 30 Min. braten. Tomaten waschen, halbieren und 5 Min. vor Ende der Garzeit hinzufügen. Die Rosmarinhühnchen auf dem Fenchelgemüse anrichten.

Tipp: Mit einer passenden Menge Salzkartoffeln servieren.

KALBSRAGOUT

Zutaten für 2 Portionen:

- 1 kleine Zwiebel
- 100 g Champignons
- 250 g mageres Kalbfleisch
- 1 EL Rapsöl
- Salz
- 50 g Karotten
- 30 g Knollensellerie
- 1 EL Sauerrahm/saure Sahne
- 1 EL Weizenmehl
- etwas Petersilie (gehackt)

Zubereitung:

Zwiebel schälen und würfelig schneiden. Champignons putzen und in dünne Scheiben schneiden. Fleisch in gleichmäßige Würfel schneiden und im Rapsöl anbraten, Champignons und Zwiebel dazugeben und kurz mitbraten. Mit Wasser aufgießen, Salz beifügen und dünsten. Karotten und Sellerie putzen, würfelig schneiden, zum Fleisch geben und weiter mitdünsten, bis das Fleisch weich ist. Sauerrahm mit Mehl und etwas Wasser verrühren und dem Fleisch vor dem Abschmecken beifügen, gut verkochen lassen. Zum Schluss die gehackte Petersilie beigeben.

Tipp: Mit Salzkartoffeln servieren.

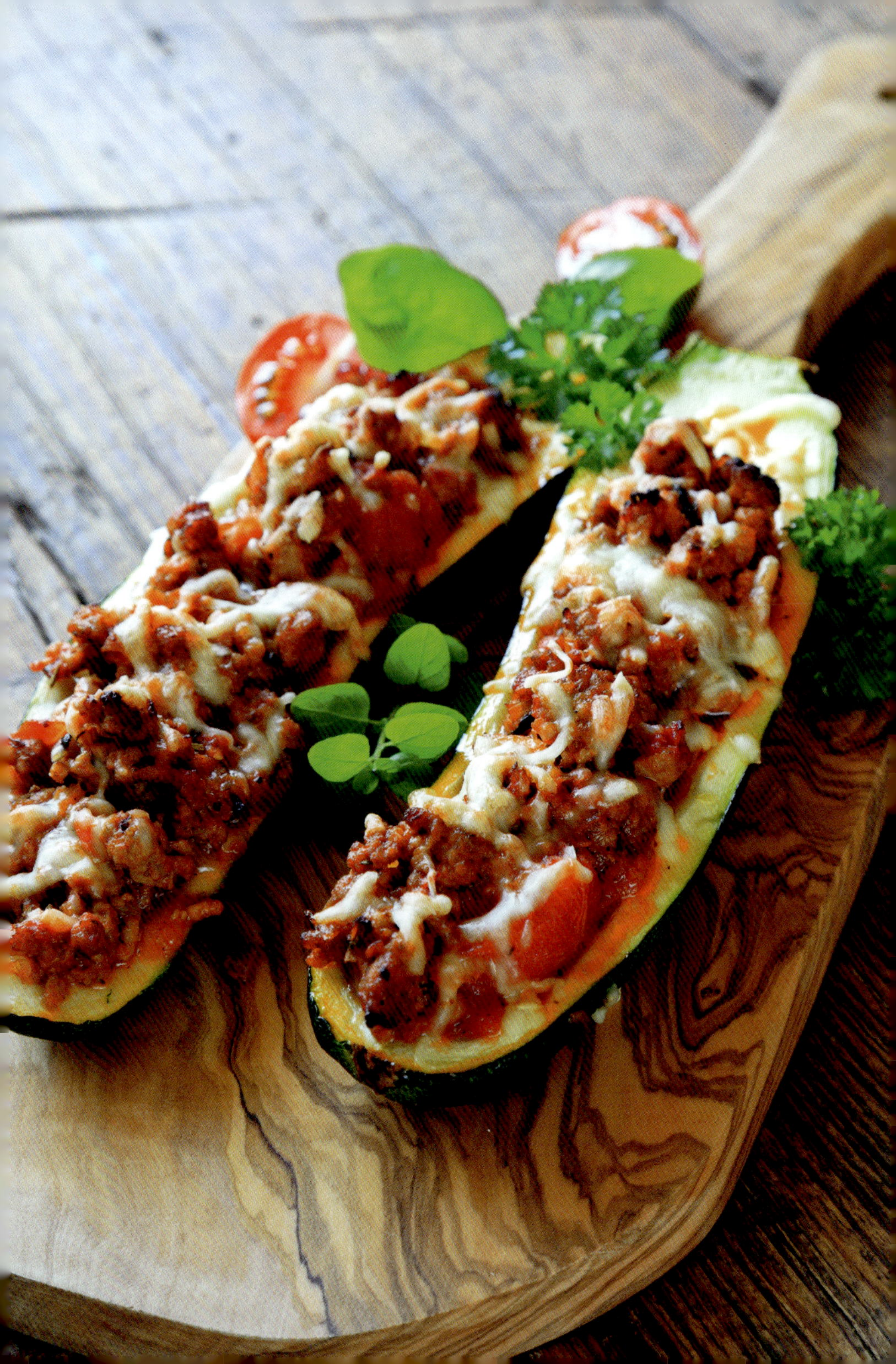

GEFÜLLTE ZUCCHINI

Zutaten für 1 Portion:

- 2 mittelgroße Zucchini
- 80 g Basmatireis
- 2 Zwiebeln
- 2 EL Olivenöl
- 150 g Faschiertes/Hackfleisch
- Salz, Pfeffer
- 150 ml Gemüsebrühe
- 1 rote Paprikaschote
- 1 Dose Tomatenstücke (ca. 400 g)
- 1 EL frisches Basilikum (fein gehackt)
- ½ TL Oregano

Zubereitung:

Zucchini waschen, in der Mitte durchschneiden und beide Hälften der Länge nach halbieren. Mit einem Teelöffel aushöhlen. Reis nach Packungsanweisung garen. Zucchinihälften in einem großen Topf im kochenden Wasser 5 Min. lang kochen, danach aus dem Wasser nehmen, mit kaltem Wasser abschrecken und abtropfen lassen.

Zwiebeln schälen und fein hacken. 1 Zwiebel in 1 EL heißem Öl anbraten, Fleisch beigeben und gut durchbraten. Mit Salz und Pfeffer würzen. Danach Reis beigeben und gut durchmischen.

Die Reis-Fleisch-Füllung in die Zucchinihälften verteilen und mit ca. 150 ml Gemüsebrühe in eine feuerfeste Auflaufform geben. Backofen auf 180° C vorheizen.

Paprika in kleine Würfel schneiden. Die zweite Zwiebel in 1 EL Öl andünsten, Paprikawürfel beifügen und mitdünsten, bis das Gemüse weich ist. Dann die Tomaten untermengen und mit Gewürzen abschmecken. Etwa 10 Min. lang kochen lassen und Basilikum beigeben.

Gemüsesauce über die Zucchinihälften geben und 15–20 Min. im Backofen backen. Gefüllte Zucchini auf Tellern anrichten und servieren.

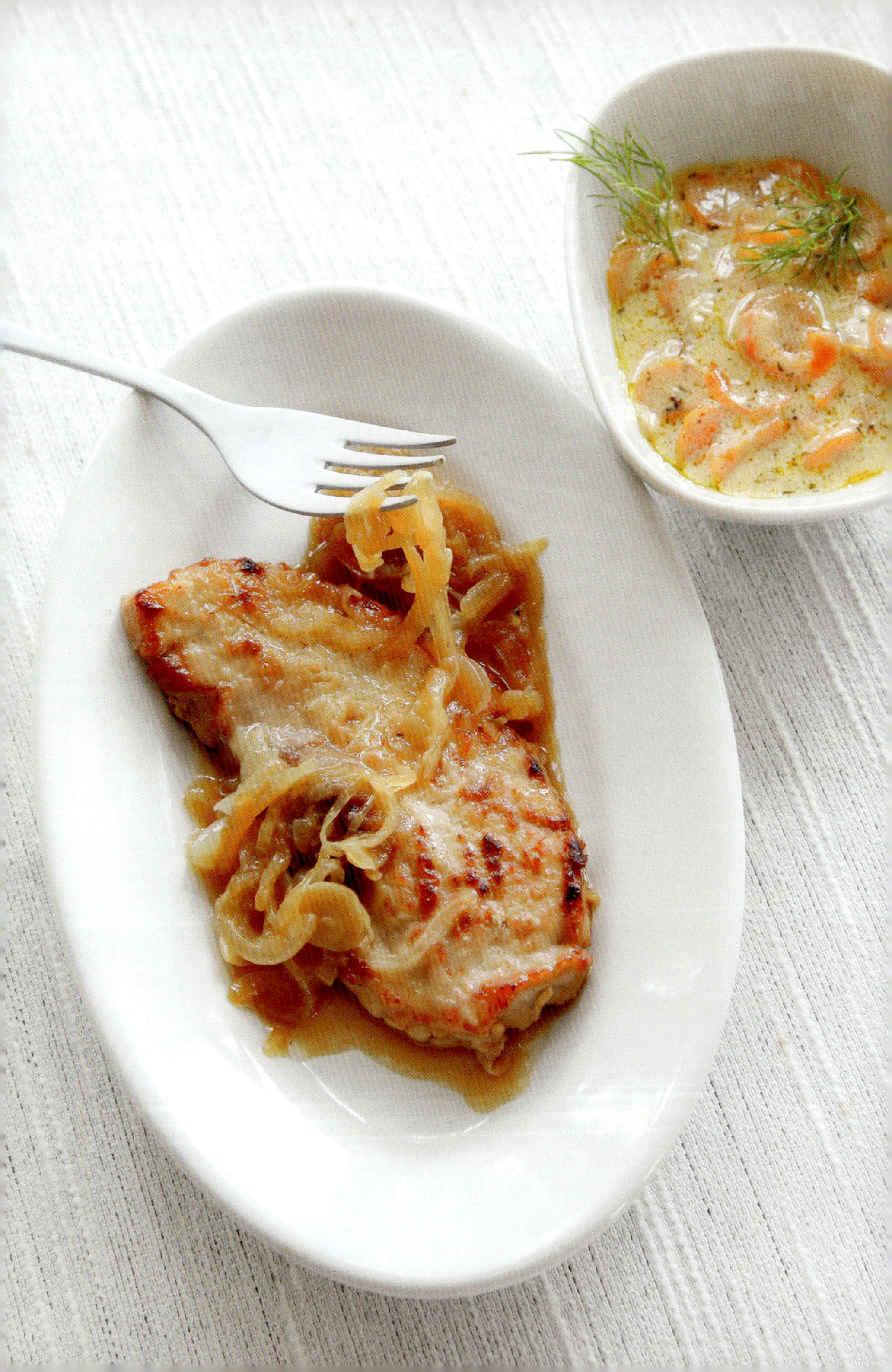

ZWIEBELFLEISCH ALLA MAMMA MIT KAROTTEN

(mit freundlicher Genehmigung aus „Leberfasten nach Dr. Worm“, Trias-Verlag, 2018)

Zutaten für 2 Portionen:

Für das Zwiebelfleisch:

- 4 Zwiebeln (200 g)
- 1 Knoblauchzehe
- 2 Schweineschnitzel (à 200 g)
- Salz, Pfeffer
- 1 EL Mehl
- 2 TL Rapsöl
- 1 TL Sojasauce
- ½ TL gekörnte Gemüsebrühe (Pulver)
- 100 ml Wasser

Für das Karottengemüse:

- 4 große Karotten (640 g)
- 1 Knoblauchzehe
- 2 TL Rapsöl
- 1 TL gekörnte Gemüsebrühe (Pulver)
- 50 ml Wasser
- 2 TL Dill
- 2 gehäufte TL (30 g) Frischkäse (17% Fett)
- Salz, Pfeffer

Zubereitung:

Zwiebeln und Knoblauchzehe schälen. Zwiebeln halbieren, in feine Scheiben schneiden, Knoblauch fein würfeln.

Fleisch mit Salz und Pfeffer würzen und auf beiden Seiten mit Mehl bestäuben. In einer Pfanne 1 TL Öl erhitzen, Fleisch darin von beiden Seiten ca. 2 Min. anbraten, aus der Pfanne nehmen und auf einen Teller legen. Noch einmal 1 TL Öl zu dem Bratenfett geben und erhitzen. Zwiebelscheiben hinzufügen und unter Wenden glasig anbraten. Knoblauch, Fleisch und ggf. restliches Mehl hinzufügen, umrühren. Mit Sojasauce und Gemüsebrühe würzen. Wasser dazugießen, abdecken und bei mittlerer Hitze 45 Min. köcheln lassen, ggf. noch einmal etwas Wasser nachgießen.

In der Zwischenzeit Karotten schälen und in feine Scheiben schneiden. Knoblauch schälen und fein würfeln. Öl in einem Topf erhitzen, Karotten ca. 1 Min. unter Rühren bei starker Hitze anbraten. Anschließend Hitze reduzieren, Knoblauch, Gemüsebrühe und Wasser dazugeben und 20 Min. bei mittlerer Hitze dünsten. Dill und Frischkäse hinzufügen, mit Salz und Pfeffer abschmecken. Zwiebelfleisch noch einmal mit Salz und Pfeffer abschmecken. Mit dem Karottengemüse auf 2 Tellern anrichten.

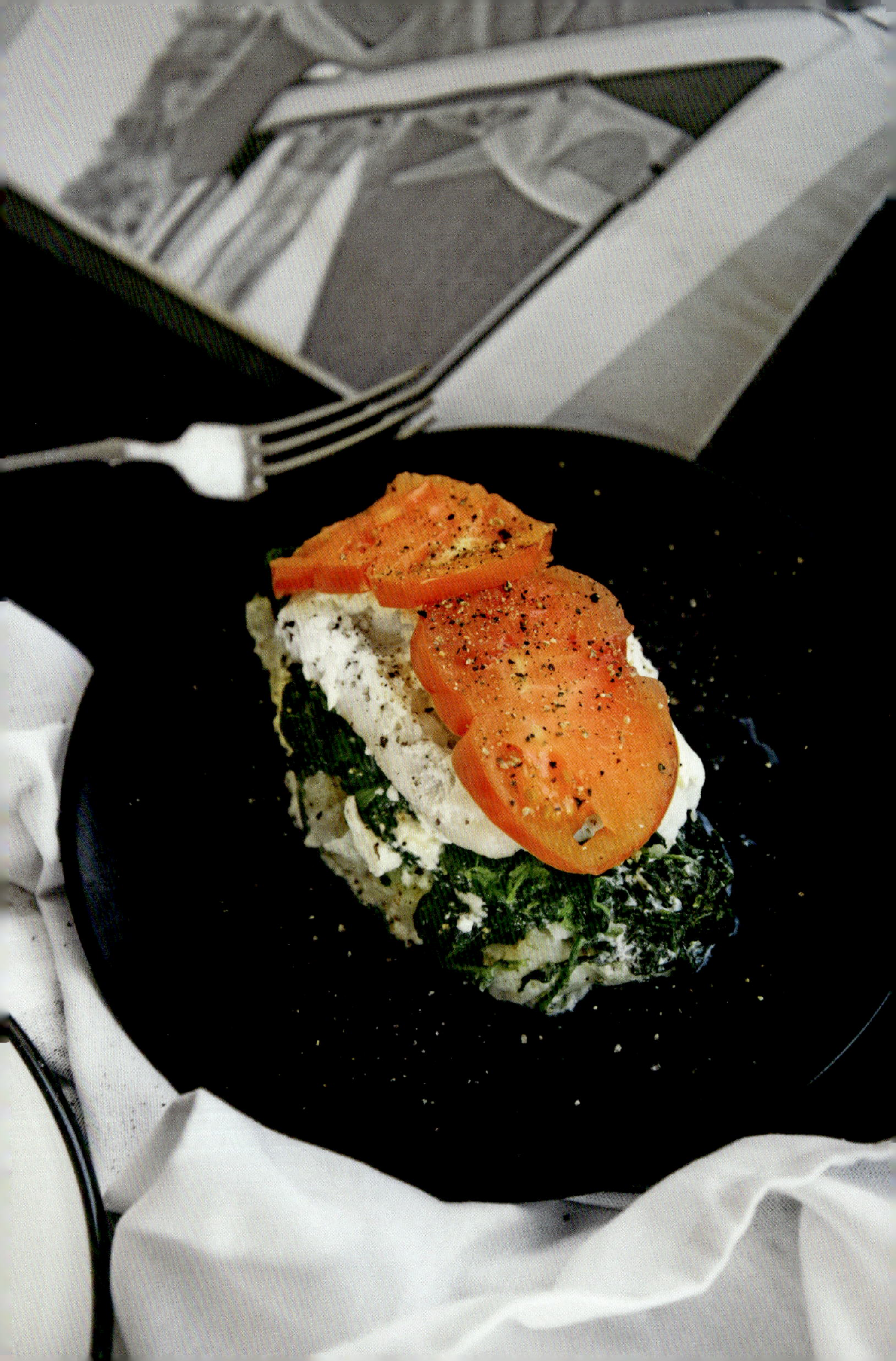

HAUPTSPEISEN MIT FISCH

KABELJAUFILET MIT SPINATFÜLLUNG

Zutaten für 2 Portionen:

- 4 dünne Kabeljaufilets (à 75 g, frisch oder tiefgekühlt und aufgetaut)
- 1 EL Zitronensaft
- Salz
- 150 g Blattspinat (frisch oder tiefgekühlt und aufgetaut)
- 1 Prise Muskatnuss (gemahlen)
- 2 TL Kräuterbutter
- 2 EL Crème fraîche
- 2 mittelgroße Tomaten

Zubereitung:

Kabeljaufilets unter kaltem Wasser abspülen, mit Küchenpapier trockentupfen, mit Zitronensaft beträufeln und salzen. Spinat in wenig Salzwasser etwa 10 Min. garen, abtropfen lassen, dann mit Muskat und Salz würzen. Zwei Fischfilets in eine Auflaufform geben und mit Kräuterbutter bestreichen. Den Spinat darauf verteilen und jeweils mit dem zweiten Fischfilet bedecken. Crème fraîche und in Scheiben geschnittene Tomaten auf den Fisch geben. Die Auflaufform mit Folie abdecken und im vorgeheizten Backofen 15–20 Min. bei 220° C garen. Mit Petersilkartoffeln servieren.

WILDLACHS MIT BROKKOLI

Zutaten für 2 Portionen:

- 2 Stk. Wildlachsfilet (à ca. 150 g, tiefgefroren und aufgetaut)
- 1 EL Olivenöl
- Saft von ½ Zitrone
- Salz
- 1 EL Butter
- 400 g Brokkoliröschen (frisch oder tiefgefroren und aufgetaut)
- 1 EL Petersilie (gehackt)

Zubereitung:

Lachsfilets waschen und trockentupfen. Öl mit Zitronensaft und Salz verrühren und Fisch darin ca. 20 Min. marinieren. Filets in der heißen Butter von beiden Seiten 5–8 Min. braten, mit der verbliebenen Marinade aufgießen und kurz weiterdünsten. Währenddessen Brokkoli im Salzwasser bissfest garen. Den fertigen Fisch mit Brokkoliröschen anrichten und mit gehackter Petersilie bestreuen.

Tipp: Als Beilage passen Bandnudeln oder Salzkartoffeln.

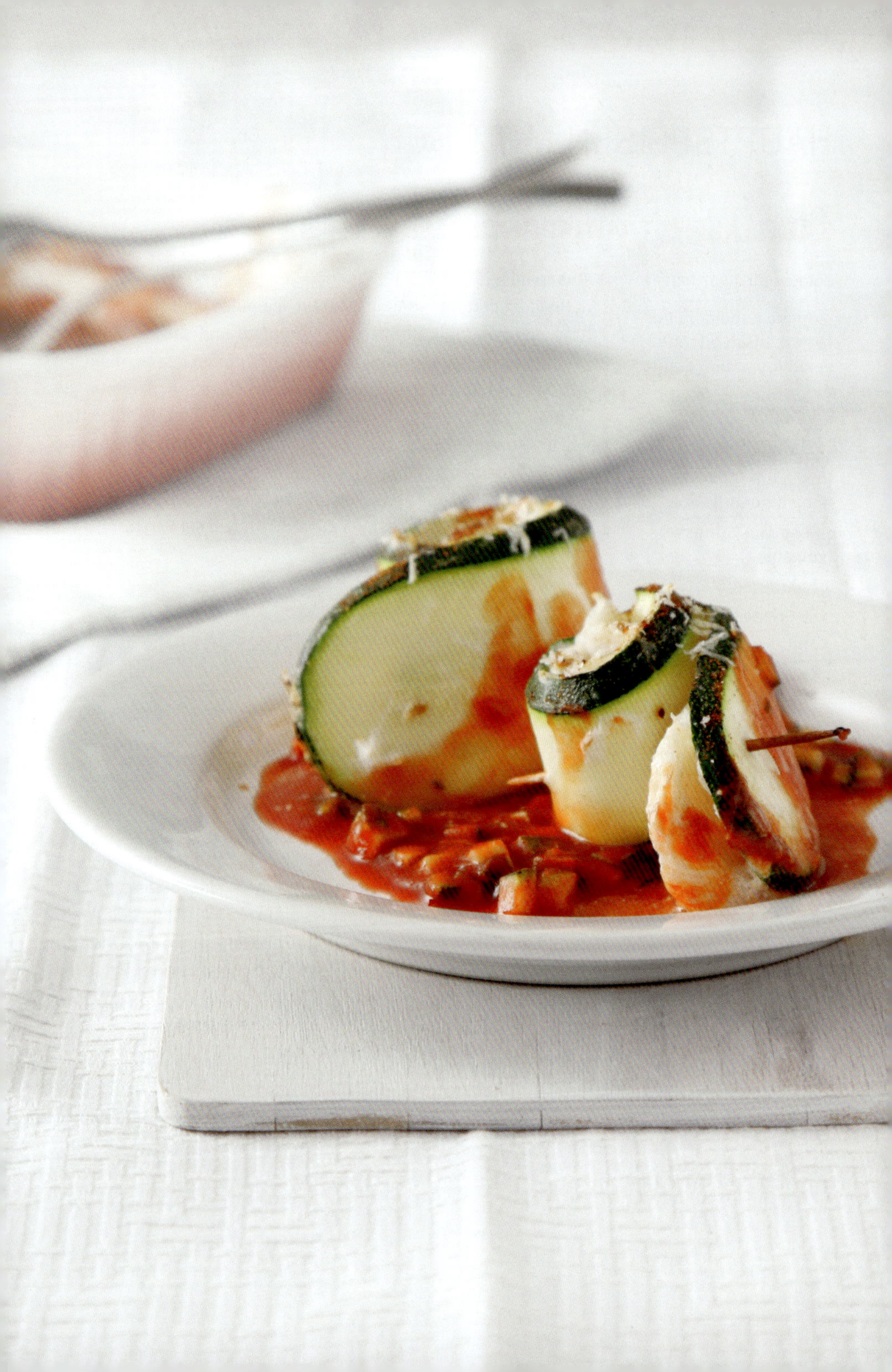

SCHOLLENRÖLLCHEN IM ZUCCHINIMANTEL

(mit freundlicher Genehmigung aus „Leberfasten nach Dr. Worm", Trias-Verlag, 2018)

Zutaten für 2 Portionen:

1 Knoblauchzehe
1 Schalotte (30 g)
2 TL Olivenöl
400 ml Tomaten (gehackt)
Salz, Pfeffer
2 TL Kräuter der Provence
2 Zucchini (520 g)
2 gehäufte EL (60 g) Frischkäse natur (17% Fett)
etwas edelsüßes Paprikapulver
350 g Schollenfilet
Holzzahnstocher
6 EL (30 g) Parmesan (gerieben)

Zubereitung:

Backofen auf 200° C vorheizen. Knoblauch und Schalotte fein hacken. Schalotte in heißem Öl glasig dünsten, Knoblauch dazugeben, kurz mit andünsten. Tomaten hinzufügen, mit Salz, Pfeffer und Kräutern würzen. Offen 5–10 Min. bei mittlerer Hitze etwas einköcheln lassen.

Zucchini waschen, putzen und längs in dünne Scheiben schneiden. Die vier Endscheiben würfeln und in die Tomatensauce geben. Übrige Zucchinischeiben mit dem Frischkäse bestreichen und mit edelsüßem Paprikapulver bestreuen. Schollenfilet waschen, trockentupfen, längs in Scheiben schneiden, salzen und pfeffern. Jeweils einen Streifen Fisch auf eine Zucchinischeibe legen. Aufrollen und mit einem Zahnstocher feststecken.

Tomatensauce in eine Auflaufform geben, Zucchini-Schollen-Röllchen hineinsetzen. Mit Parmesan bestreuen und 10 Min. im Ofen (mittlere Schiene) garen.

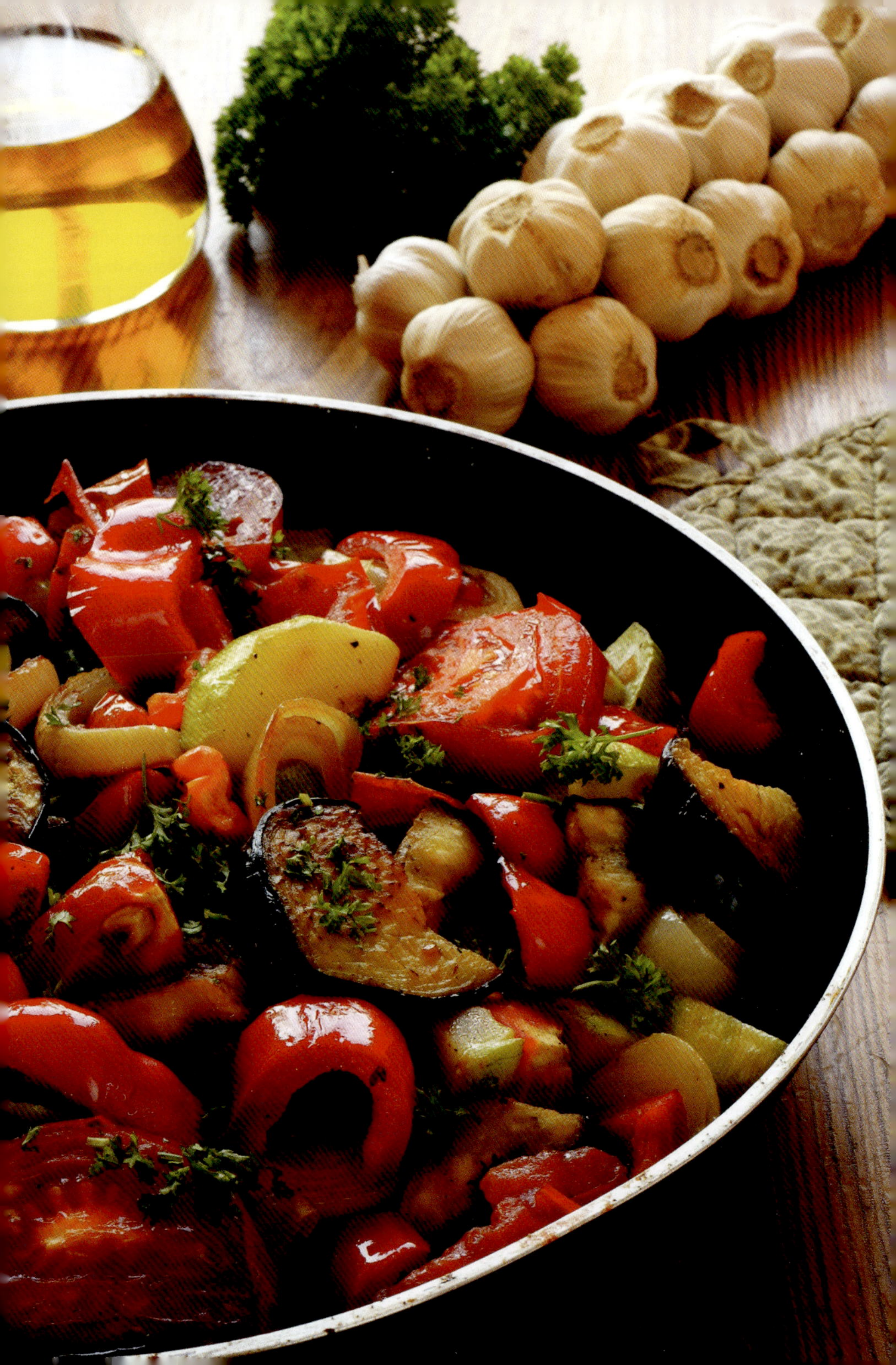

SALAT- UND GEMÜSEBEILAGEN

RATATOUILLE

Zutaten für 2 Portionen:

- 1 kleine Zwiebel
- 1 Knoblauchzehe
- 1 gelbe Paprikaschote
- 1 kleine Zucchini
- 1 kleine Melanzani/ Aubergine
- 1 TL Zitronensaft
- 2 EL Olivenöl
- 1 kleine Dose Tomatenstücke (400 g)
- ½ TL getrocknete Kräuter der Provence
- ½ TL getrockneter Rosmarin
- Salz, Pfeffer

Zubereitung:

Zwiebel und Knoblauchzehe schälen. Zwiebel fein würfeln, Knoblauch hacken. Paprika, Zucchini und Melanzani putzen und abspülen. Paprika in mundgerechte Würfel, Zucchini in mitteldicke Scheiben, Aubergine in Würfel schneiden. Aubergine mit Zitronensaft und wenig Salz mischen und ziehen lassen. Zwiebel und Knoblauch in Öl anbraten, dann das restliche Gemüse zugeben, mit Tomaten und etwas Wasser auffüllen (das Gemüse sollte knapp damit bedeckt sein). Kräuter hinzufügen und alles etwa 10 Min. bei mittlerer Hitze und geschlossenem Deckel garen. Mit Salz und Pfeffer würzen und weitere 10–15 Min. garen, bis die Masse sämig, aber nicht matschig ist.

FRÜHLINGSSALAT

Zutaten für 2 Portionen:

- 60 g Eisbergsalat
- 100 g Tomaten
- 100 g Gurke
- 50 g Radieschen
- 80 g Joghurt (1%)
- 1 TL Zitronensaft
- 1 TL Olivenöl
- 1 EL Schnittlauchröllchen
- 1 EL Dill (gehackt)
- Salz, Pfeffer

Zubereitung:

Salat waschen und trockenschleudern. Tomate und Gurke in mundgerechte Stücke schneiden. Radieschen in feine Scheiben schneiden. Aus Joghurt, Zitronensaft, Öl, Kräutern und Gewürzen ein Dressing zubereiten. Alle Zutaten miteinander vermischen.

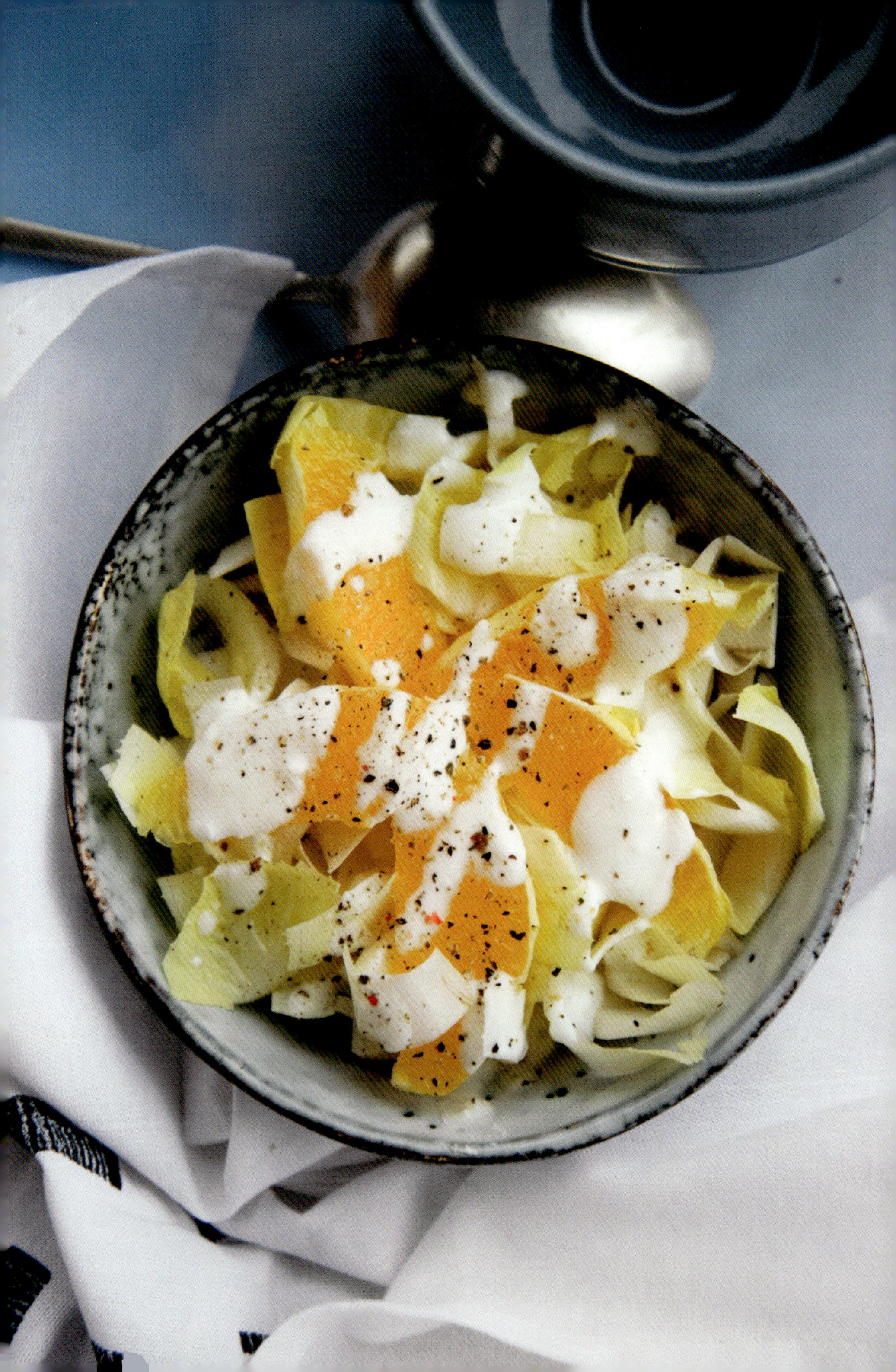

CHICORÉE-ORANGEN-SALAT

Zutaten für 2 Portionen:

- 200 g Chicorée
- 1 Orange
- 100 ml Joghurt (1%)
- etwas Zitronensaft
- 2 EL Orangensaft
- 1 Prise Salz
- 1 Prise Zucker bzw. Süßstoff

Zubereitung:
Chicorée waschen und in feine Streifen schneiden. Orange schälen, filetieren und das Orangenfruchtfleisch in kleine Würfel schneiden. Aus Joghurt, Zitronen- und Orangensaft sowie Salz und Zucker eine Salatsauce zubereiten. Alle Zutaten gut miteinander vermischen.

BUNTER GEMÜSESALAT

Zutaten für 2 Portionen:

- 100 g Sellerie
- 150 g Rote-Rüben-Würfel aus dem Glas
- 100 g Zucchini
- 2 EL Zitronensaft
- 1 TL Honig oder wenig Süßstoff
- 1 TL Kren/Meerrettich (frisch gerieben)
- 1 EL Walnuss- oder Kürbiskernöl
- 1 Frühlingszwiebel
- Salz, Pfeffer

Zubereitung:
Sellerie schälen, waschen und in kleine Würfel schneiden. Rote Rüben im Sieb abtropfen lassen, Zucchini waschen und ungeschält würfeln. Aus Zitronensaft, Honig und Kren eine Salatsauce zubereiten, zuletzt das Öl unterschlagen. Das Gemüse mit dem Dressing vermengen und durchziehen lassen. Frühlingszwiebel waschen, putzen, in feine Ringe schneiden und über den Salat streuen, mit Salz und Pfeffer abschmecken.

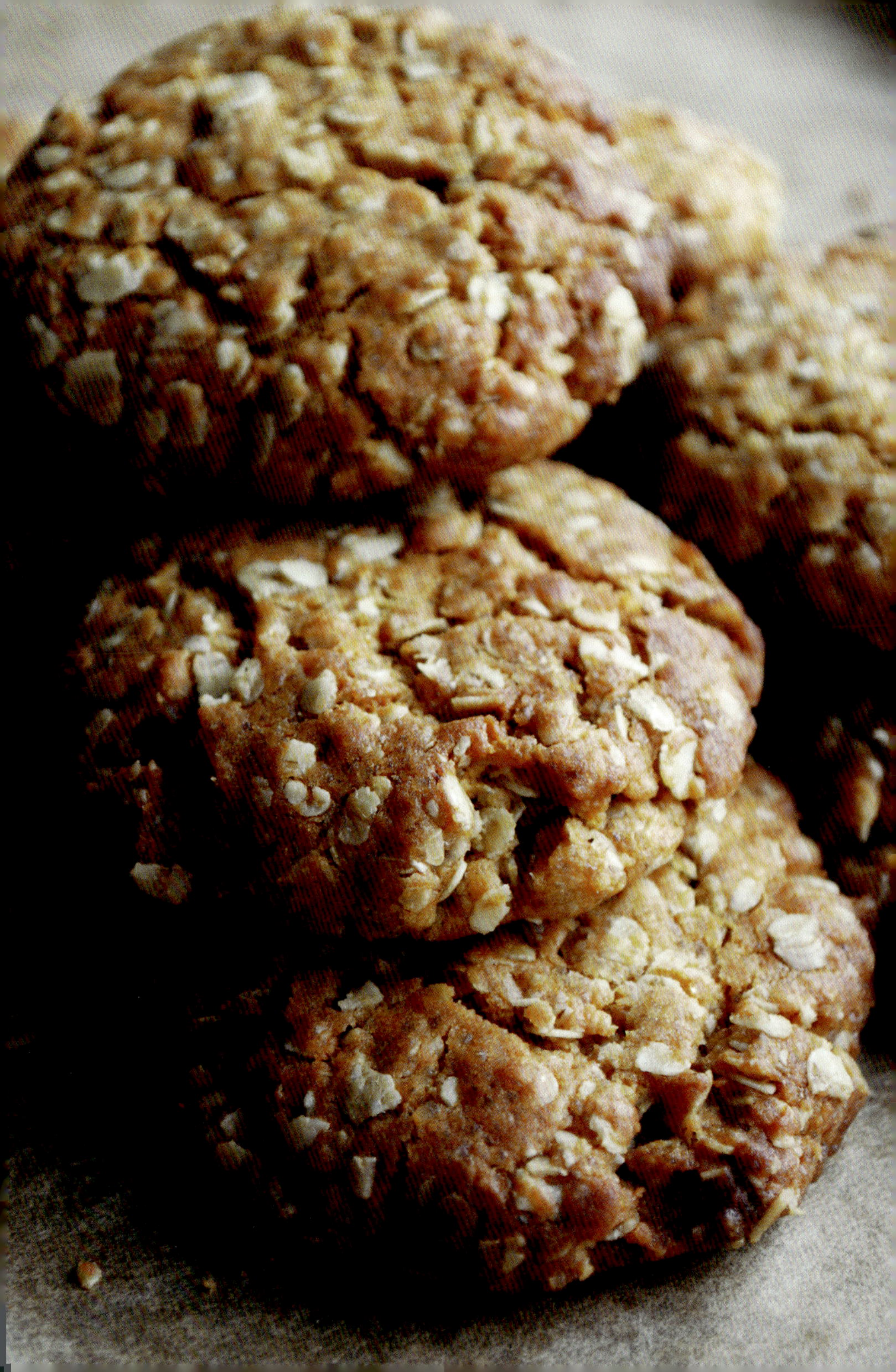

DESSERTS

HAFERFLOCKEN-COOKIES

Zutaten für 10 Stück:

- 65 g Dinkelmehl
- 50 g Haferflocken
- 2 TL Haferkleie
- ¼ TL Natron
- 1 Prise Salz
- 50 g zimmerwarme Butter
- 1 kleines Ei
- 2 EL Rohrzucker
- 1 EL Orangensaft
- 1 TL geriebene Schale von 1 unbehandelten Orange
- 25 g Nüsse, z. B. Walnüsse, Mandeln, Paranüsse (gehackt)
- 2 EL Kokosflocken

Zubereitung:

Backofen auf 175° C vorheizen. Mehl mit Haferflocken, Haferkleie, Natron und Salz vermischen. Butter mit Ei und Zucker schlagen, Orangensaft und -schale untermengen. Alles miteinander verrühren. Nüsse und Kokosflocken untermengen. Aus dem Teig Häufchen auf ein mit Backpapier ausgelegtes Backblech setzen und in ca. 10–12 Minuten goldbraun backen.

BEERENQUARK

Zutaten für 12 Portionen:

- 300 g Topfen/Quark (10% F. i. T.)
- 100 ml Orangensaft
- 2 EL Hafermark
- 1 EL Staubzucker/Puderzucker bzw. wenig Süßstoff
- 250 g Beerenobst, z. B. Erdbeeren, Himbeeren (frisch oder tiefgekühlt)

Zubereitung:

Topfen mit Orangensaft, Hafermark und Zucker glatt verrühren. Die Beeren abbrausen (bzw. auftauen) und unter die Topfencreme geben.

KAROTTENKUCHEN

Zutaten für 12 Portionen:

- 350 g Karotten
- 3 Eier
- 1 Prise Salz
- Schale von 1 Bio-Orange
- 1 Glas Hafermark bzw. gemahlene Haferflocken
- 2 EL Olivenöl
- 1 EL flüssiger Honig
- 1 TL Backpulver
- je 1 Msp. Kurkuma, Kardamom, Ingwer (gemahlen)
- 1 TL Ceylon-Zimt
- 1 Handvoll getrocknete Datteln
- 1 Handvoll Walnüsse
- evtl. 1–2 EL Milch oder Wasser

Zubereitung:

Backofen auf 180° C vorheizen. Karotten raspeln, Eier trennen. Eiweiß mit Salz steif schlagen, vorsichtig Eidotter und Orangenschale unterheben. Hafermark mit Gewürzen und Backpulver vermischen. Datteln und Walnüsse grob hacken. Alle Zutaten unter die Eiermasse geben. Sollte der Teig zu dickflüssig sein, noch 1–2 EL Milch oder Wasser hinzugeben. Eine Springform ausfetten, den Teig in die Form füllen und im vorgeheizten Backofen ca. 50 Minuten lang backen.

GESUNDE ERNÄHRUNG

Nachfolgend finden Sie die zehn Regeln der Deutschen Gesellschaft für Ernährung (DGE), die eine gesunde und ausgewogene Ernährung beschreiben (Quelle: http://www.dge.de).
Vollwertig essen hält gesund und fördert Leistung und Wohlbefinden. Die Deutsche Gesellschaft für Ernährung hat auf der Basis aktueller wissenschaftlicher Erkenntnisse zehn Regeln formuliert, die Ihnen helfen, genussvoll und gesund zu essen.

1. Vielseitig essen
Genießen Sie die Lebensmittelvielfalt. Merkmale einer ausgewogenen Ernährung sind abwechslungsreiche Auswahl, geeignete Kombination und eine angemessene Menge nährstoffreicher und energiearmer Lebensmittel. Eine überwiegend vegetarische Ernährung hat gesundheitsfördernde Wirkung und bringt eine nachhaltige Ernährungsweise mit sich.

2. Reichlich Getreideprodukte – und Kartoffeln
Brot, Nudeln, Reis, Getreideflocken, am besten aus Vollkorn, sowie Kartoffeln enthalten kaum Fett, aber reichlich Vitamine, Mineralstoffe sowie Ballaststoffe und sekundäre Pflanzenstoffe. Verzehren Sie diese Lebensmittel mit möglichst fettarmen Zutaten.

3. Gemüse und Obst – „Nimm fünf pro Tag …“
Genießen Sie fünf Portionen Gemüse und Obst pro Tag, möglichst regional, saisonal, frisch bzw. nur kurz gegart, oder auch max. eine Portion als Saft oder Smoothie – idealerweise zu jeder Hauptmahlzeit und auch als Zwischenmahlzeit. Damit werden Sie reichlich mit Vitaminen, Mineralstoffen, Ballaststoffen und sekundären Pflanzenstoffen (z. B. Carotinoiden, Flavonoiden) versorgt.

4. Täglich Milch und Milchprodukte; 1–2 x pro Woche Fisch; Fleisch, Wurstwaren sowie Eier in Maßen
Diese Lebensmittel enthalten wertvolle Nährstoffe wie z. B. Calcium (Milch), Jod, Selen und Omega-3-Fettsäuren (heimische fette Fische, Seefische – aus anerkannt nachhaltiger Herkunft). Fleisch liefert Mineralstoffe und Vitamine (B1, B6 und B12). Mehr als 300 bis 600 g Fleisch und Wurst pro Woche sollten es nicht sein, wobei aus gesundheitlichen Aspekten weißes Fleisch (Geflügel) dem roten Fleisch (Rind, Schwein) vorgezogen werden soll. Bevorzugen Sie fettarme Produkte, v. a. bei Fleischerzeugnissen und Milchprodukten.

Thema Klimaschutz: Prinzipiell birgt die Produktion von tierischen Lebensmitteln ein höheres Treibhauspotenzial als jene von pflanzlichen Lebensmitteln. Des Weiteren verursacht die Herstellung von Geflügel- und Schweinefleisch deutlich geringere Emissionen als die von Rind-, Schaf- und Ziegenfleisch.

5. Wenig Fett und fettreiche Lebensmittel
Fett liefert lebensnotwendige (essenzielle) Fettsäuren. Fetthaltige Lebensmittel enthalten auch fettlösliche Vitamine. Fett ist besonders energiereich, daher kann zu viel Nahrungsfett Übergewicht fördern. Zu viele gesättigte Fettsäuren erhöhen das Risiko für Fettstoffwechsel-Störungen mit der möglichen Folge von Herz-Kreislauf-Krankheiten. Bevorzugen Sie pflanzliche Öle und Fette (z. B. Raps- und Sojaöl und die daraus hergestellten Streichfette). Achten Sie auf unsichtbares Fett, das in Fleischerzeugnissen, Milchprodukten, Gebäck und Süßwaren sowie in Fast-Food- und Fertigprodukten zumeist enthalten ist.

6. Zucker und Salz in Maßen
Verzehren Sie Zucker und Lebensmittel bzw. Getränke, die mit verschiedenen Zuckerarten (z. B. Glukosesirup) hergestellt wurden, nur gelegentlich. Würzen Sie kreativ mit Kräutern und Gewürzen und wenig Salz. Verwenden Sie Salz mit Jod und Fluorid.

7. Reichlich Flüssigkeit
Wasser ist absolut lebensnotwendig. Trinken Sie täglich rund 1,5 l Flüssigkeit. Bevorzugen Sie Wasser – mit oder ohne Kohlensäure – und andere kalorienarme Getränke. Zuckergesüßte Getränke sollten nur ab und zu getrunken werden, da sie aufgrund des hohen Energiegehaltes Übergewicht fördern. Alkoholische Getränke sollten wegen der negativen gesundheitlichen Effekte nur gelegentlich und nur in kleinen Mengen konsumiert werden.

8. Schmackhaft und schonend zubereiten
Garen Sie die jeweiligen Speisen bei möglichst niedrigen Temperaturen, soweit es geht kurz und mit wenig Wasser und wenig Fett – das erhält den natürlichen Geschmack, schont die Nährstoffe und verhindert die Bildung schädlicher Verbindungen. Überflüssiges Verpackungsmaterial kann durch die Verwendung von möglichst frischen Lebensmitteln verringert werden.

9. Sich Zeit nehmen und genießen
Bewusstes Essen hilft, richtig zu essen. Auch das Auge isst mit. Lassen Sie sich Zeit beim Essen. Das macht Spaß, regt an, vielseitig zuzugreifen, und fördert das Sättigungsempfinden.

10. Auf das Gewicht achten und in Bewegung bleiben
Ausgewogene Ernährung, viel körperliche Bewegung (Radfahren, zu Fuß gehen etc.) und Sport (30 bis 60 Minuten pro Tag) gehören zusammen. Mit dem richtigen Körpergewicht fühlen Sie sich wohl und fördern Ihre Gesundheit.

FRÜHSTÜCK

RHABARBER-HAFERFLOCKEN

Zutaten für 1 Portion:

- 1 Rhabarberstange
- 200 ml Milch
- 4–5 EL Haferflocken
- 2 TL Kokosraspeln
- ½ TL Zucker
- 1 TL Honig bzw. etwas Süßstoff

Zubereitung:
Rhabarber waschen, putzen und in kleine Stücke schneiden. In einen kleinen Topf geben, mit Zucker verrühren, etwas Wasser dazugeben und dünsten, bis der Rhabarber weich wird. Milch zusammen mit Haferflocken, Kokosraspeln und Honig in einen kleinen, beschichteten Topf geben und unter Rühren aufkochen. Den Topf von der Kochstelle nehmen, mit einem Deckel zudecken und ca. 4–5 Min. ruhen lassen. Das Ganze in einer Schüssel servieren und mit Rhabarberstücken garnieren.

HÜTTENKÄSE MIT FRÜHLINGSGEMÜSE

Zutaten für 2 Portionen:

- 100 g Radieschen
- 50 g Tomaten
- 50 g Gurke
- 200 g Hüttenkäse
- 1 EL frische Kresse
- 1 EL Schnittlauchröllchen
- Salz, Pfeffer
- 4 Scheiben Vollkornbrot
- 10 g Butter

Zubereitung:
Radieschen putzen und in dünne Streifen raspeln. Tomaten und Gurken in kleine Würfel schneiden. Gemüse mit Hüttenkäse vermischen, Kresse und Schnittlauchröllchen unterrühren. Mit Salz und Pfeffer abschmecken. Brot mit etwas Butter bestreichen und dazu reichen.

BEERENMÜSLI MIT AMARANTH

Zutaten für 2 Portionen:

- 50 g Amaranth
- 200 g gemischte frische Beeren, z. B. rote Ribisel (Johannisbeeren), Erdbeeren, Heidelbeeren, Himbeeren
- 300 g Joghurt (1%)
- 1 TL Akazienhonig bzw. etwas Süßstoff
- 1 EL Sonnenblumenkerne

Zubereitung:

Den Amaranth mit etwa ¼ l lauwarmem Wasser in einem kleinen Topf zum Kochen bringen und bei geringer Hitze in ca. 35 Min. weich garen. Abgießen, eiskalt abschrecken und gut abtropfen lassen. In der Zwischenzeit die Beeren verlesen, unter kaltem Wasser abbrausen und abtropfen lassen. Joghurt mit Honig bzw. Süßstoff verrühren. Die gemischten Beeren vorsichtig unterheben. Die Sonnenblumenkerne in einer beschichteten Pfanne ohne Fett so lange rösten, bis sie angenehm nach Nüssen duften. Die Kerne abkühlen lassen. Zum Schluss den gekochten Amaranth unter das Beerenjoghurt rühren und alles in eine Schüssel füllen. Das Müsli mit Sonnenblumenkernen bestreuen und servieren.

VOLLKORNTOAST MIT SCHAFSKÄSEAUFSTRICH

Zutaten für 2 Portionen:

- 100 g Schafskäse
- 50 g Joghurt (1%)
- ½ Bund Dill (fein gehackt)
- Salz, Pfeffer
- 4 Scheiben Vollkorntoast

Zubereitung:

Schafskäse mit einer Gabel zerdrücken und mit Joghurt gut verrühren. Gehackten Dill unter die Schafskäsemasse geben. Mit Salz und Pfeffer abschmecken. Mit Toastbrot servieren.

Tipp: Für eine leicht verdauliche Variante würzen Sie sparsam mit Pfeffer.

SCHINKENAUFSTRICH

Zutaten für 2–3 Portionen:

- 2 Eier
- 1 Pkg. Frischkäse (175 g)
- 1 TL Senf
- 100 g Schinken
- evtl. Kümmel (gemahlen)
- evtl. Salz

Zubereitung:

Eier hart kochen, schälen und mit einer Gabel zerdrücken. Mit dem Frischkäse und dem Senf glattrühren. Schinken hacken oder fein schneiden und unter die Frischkäsemasse geben. Eventuell mit Kümmel und Salz abschmecken.

KLEINE SPEISEN

THUNFISCHSALAT MIT STANGENSELLERIE

Zutaten für 2 Portionen:

- ½ rote Zwiebel
- 4 Selleriestangen
- 4 Essiggurken
- 2 Eier (hartgekocht)
- 1 Dose Thunfisch natur (ca. 120 g Abtropfgewicht)
- ½ Dose Bohnen (120 g Abtropfgewicht)
- Salz, Pfeffer
- 2 Handvoll Rucola

Zubereitung:

Zwiebel schälen, in kleine Würfel hacken. Selleriestangen in ca. ½ cm dicke Scheiben, Essiggurken in kleine Stücke schneiden. Hartgekochte Eier grob hacken. Alle geschnittenen Zutaten in eine Schüssel geben, den mit einer Gabel zerkleinerten Thunfisch sowie die abgetropften Bohnen unterheben. Mit Salz und Pfeffer abschmecken. Rucolablätter auf den Tellern verteilen, den fertigen Salat daraufgeben und gleich servieren.

LINSENSALAT MIT ANANAS

Zutaten für 2 Portionen:

- 100 g Belugalinsen
- 2 Lorbeerblätter
- 1 Stange Sellerie
- 50 g Cocktailtomaten
- ½ Dose Ananas (250 g)
- ½ TL Kreuzkümmel (gemahlen)
- 2 EL Zitronensaft
- 1 EL Rapsöl
- Salz, Pfeffer
- 1 Frühlingszwiebel

Zubereitung:

Belugalinsen in einem Topf mit ungesalzenem Wasser und Lorbeerblättern zum Kochen bringen, dann die Hitze reduzieren und die Linsen in ca. 35–45 Min. kernig weichkochen. In einem Sieb abtropfen und auskühlen lassen. Selleriestange putzen und in feine Streifen schneiden. Tomaten vierteln, Ananas abtropfen lassen (Saft aufbewahren!) und in kleine Stücke schneiden. Kreuzkümmel mit Zitronensaft, etwas Ananassaft, Öl, Salz und Pfeffer verrühren. Vorbereitetes Gemüse damit vermischen und eventuell noch mit Gewürzen abschmecken. Frühlingszwiebel putzen und in feine Ringe schneiden, vor dem Servieren auf den Salat streuen.

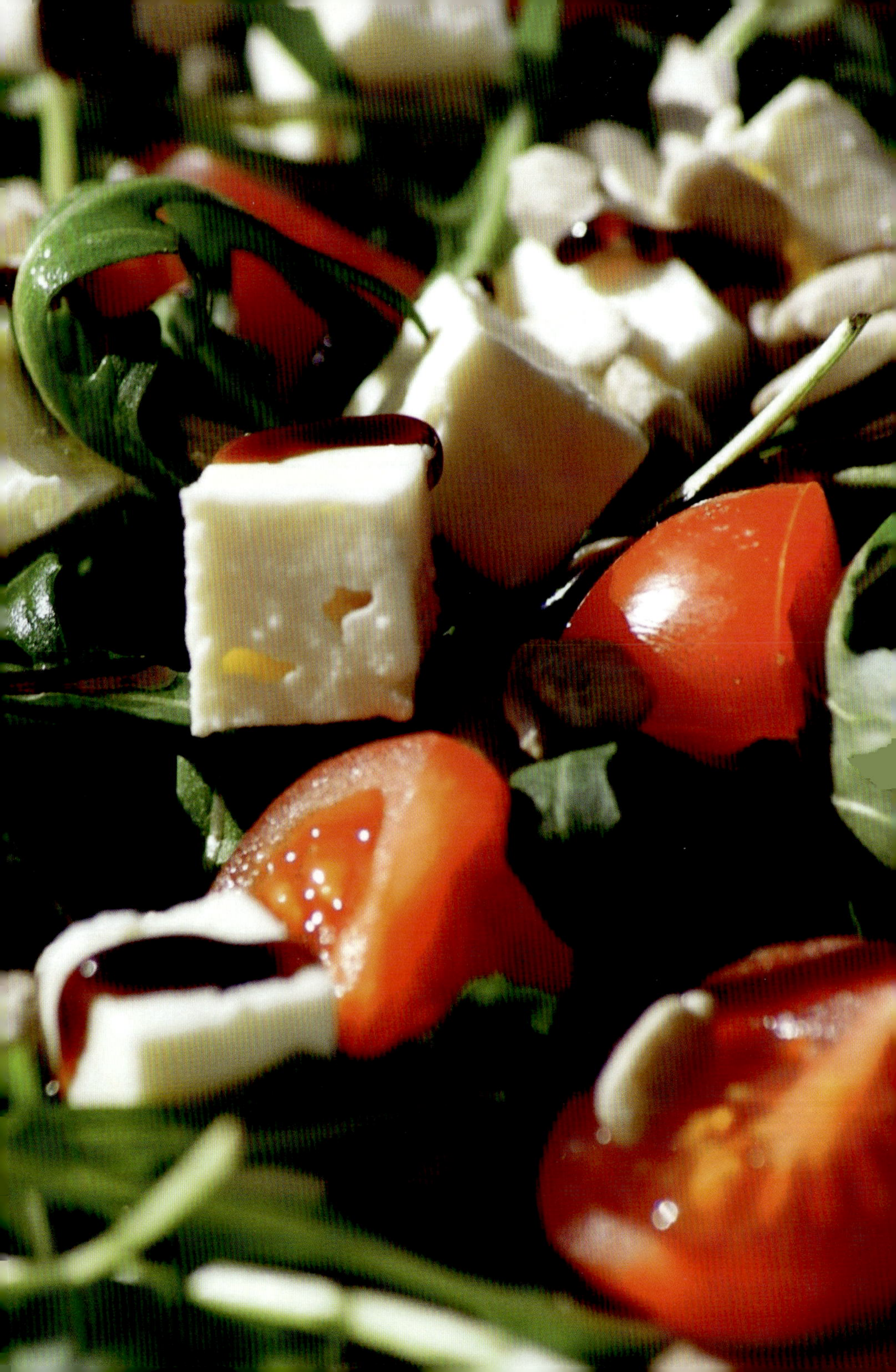

RUCOLA-TOMATEN-SALAT

Zutaten für 2 Portionen:

- 100 g Rucola
- 100 g Cocktailtomaten
- 2 EL Sonnenblumenkerne
- 100 g Feta
- 1 EL Olivenöl
- 2 EL Balsamicoessig
- Salz, Pfeffer

Zubereitung:
Rucola waschen und trockenschleudern. Tomaten vierteln, Feta in kleine Würfel schneiden. Sonnenblumenkerne in einer Pfanne (ohne Fett) kurz anrösten. Rucola auf einem Teller verteilen, Tomaten und Fetawürfel darübergeben. Mit Olivenöl und Essig beträufeln sowie mit Salz und Pfeffer abschmecken. Anschließend mit Sonnenblumenkernen bestreuen und servieren.

LAUCH-SCHINKEN-MUFFINS

Zutaten für 6 Stück:

- 1 Stange Lauch
- 3 EL Rapsöl
- Salz
- Muskatnuss (gemahlen)
- 50 g Kochschinken
- 50 g Frischkäse mit Kräutern
- 50 ml Buttermilch
- 1 Ei
- 150 g Weizenvollkornmehl
- 1 TL Backpulver
- ¼ TL Natron

Zubereitung:
Backofen auf 180 °C vorheizen. Lauch waschen, putzen und in feine Ringe schneiden. In 1 EL Öl andünsten und mit Salz und einer Prise Muskat würzen. Schinken würfelig schneiden. Frischkäse mit Buttermilch verrühren, restliches Öl sowie verquirltes Ei untermengen und alles gut miteinander vermischen. Mehl mit Backpulver und Natron vermischen, unter die Frischkäsemasse geben und zum Schluss Lauch und Schinkenwürfel untermengen. 6 Muffinförmchen zu zwei Dritteln mit dem Teig füllen und im vorgeheizten Backofen ca. 25 Min. backen. Aus dem Ofen nehmen und auskühlen lassen.

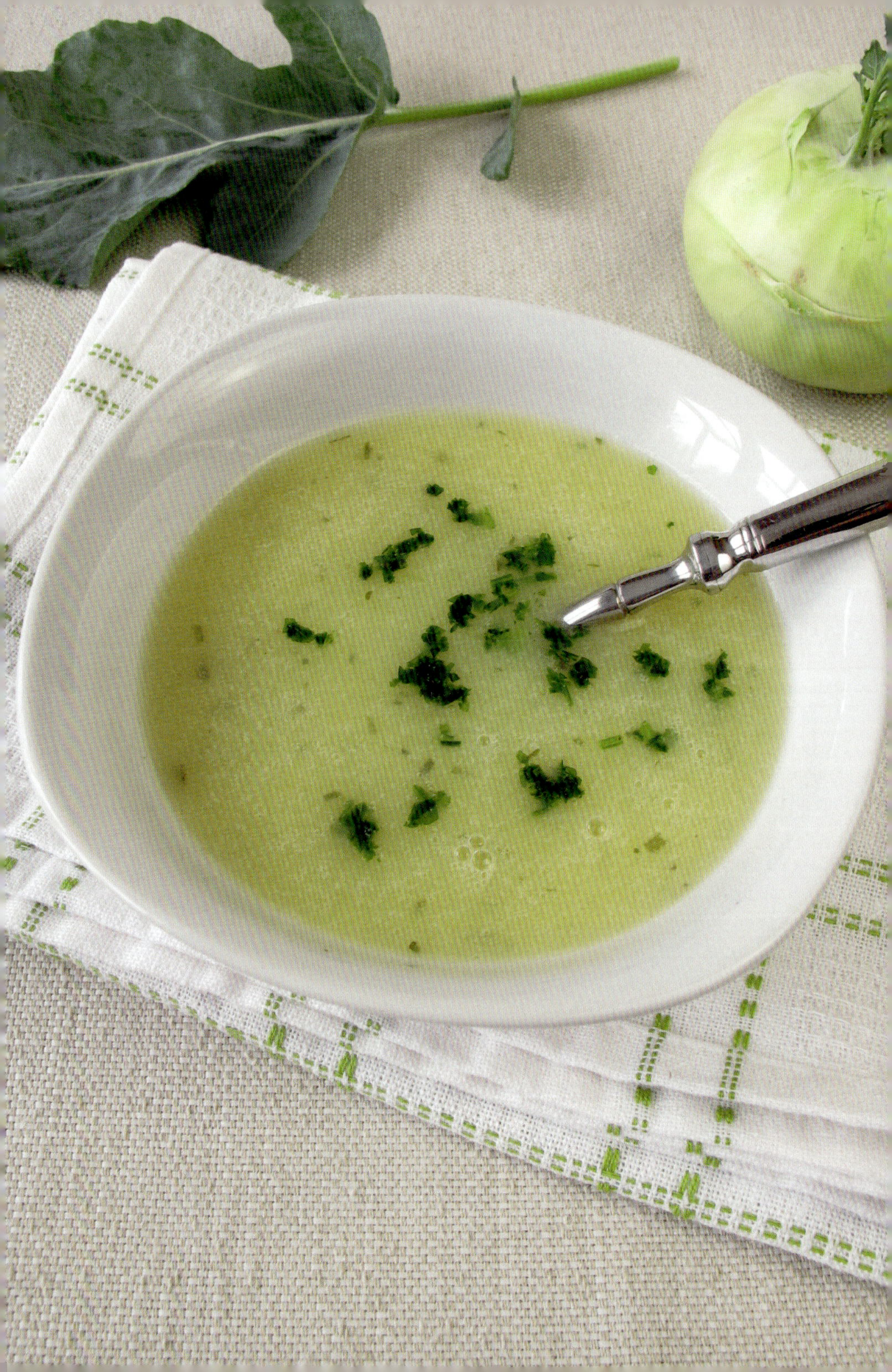

SUPPEN

KOHLRABICREMESUPPE

Zutaten für 4 Portionen:

- 2 Kohlrabi (à ca. 300 g)
- 1 cm Ingwerwurzel
- 1 Apfel
- 800 ml Gemüsebrühe
- 1 EL Butter
- 100 ml Schlagobers/Sahne
- Muskatnuss, Kümmel (gemahlen)
- Salz, Pfeffer

Zubereitung:

Kohlrabi, Ingwer und Apfel schälen und in Würfel schneiden. In einem Topf 50 ml Brühe mit 1 EL Butter erhitzen; Kohlrabi, Ingwer und Apfelwürfel dazugeben und ca. 10 Min. dünsten. Mit restlicher Suppe aufgießen und weitere 10 Min. köcheln lassen. Schlagobers einrühren, die Suppe mit gemahlenem Kümmel und Muskat, Salz und Pfeffer abschmecken, nochmals erhitzen, aufschlagen und servieren.

ITALIENISCHE KARTOFFELSUPPE

Zutaten für 4 Portionen:

- 300 g mehlige Kartoffeln
- 1 Karotte
- 1 rote Pfefferoni
- 1 Zwiebel
- 2 Knoblauchzehen
- 1 Stange Sellerie
- 4 EL Olivenöl
- 1 Zweig Thymian
- 800 ml Rindsuppe
- Salz, Pfeffer
- 4 EL Parmesan (gerieben)
- 1 große Tomate
- ½ Bund Basilikum

Zubereitung:

Kartoffeln und Karotte schälen und würfelig schneiden, Pfefferoni hacken. Zwiebel und Knoblauch schälen und fein hacken, Sellerie in Würfel schneiden. In einem Topf Olivenöl erhitzen, Zwiebel und Knoblauch darin anschwitzen, dann Kartoffel-, Sellerie- und Karottenwürfel sowie Pfefferoni und Thymian beifügen. Mit der Suppe aufgießen, mit Salz und Pfeffer abschmecken und zugedeckt ca. 30 Min. kochen lassen. Die fertige Suppe mit einem Mixstab pürieren, dann geriebenen Parmesan unterheben. Tomate mit heißem Wasser überbrühen, häuten, das Kerngehäuse entfernen und Fruchtfleisch in kleine Würfel schneiden. Basilikum fein hacken und mit Tomatenwürfeln vermischen. Diese Mischung direkt vor dem Servieren in die Suppe geben.

GEMÜSESUPPE MIT HIRSE

Zutaten für 4 Portionen:

- 100 g Hirse
- 2 Karotten
- 1 Kohlrabi
- 1 Stange Lauch
- 1 große Zwiebel
- 1 EL Rapsöl
- 200 g Erbsen
- 800 ml Gemüsebrühe
- 1 Lorbeerblatt
- etwas Thymian
- Salz, Pfeffer
- 50 g Parmesan (gerieben)
- 1 EL Petersilie (gehackt)

Zubereitung:

Hirse waschen. Karotten und Kohlrabi putzen, schälen und in Würfel schneiden. Lauch putzen und in feine Ringe schneiden. Zwiebel schälen und klein hacken. Zwiebel in heißem Rapsöl andünsten, restliches Gemüse unterheben und alles kurz mitrösten. Mit Brühe aufgießen und Hirse einstreuen. Gewürze hinzugeben und die Suppe auf kleiner Flamme ca. 15 Min. garen. Vor dem Servieren mit Parmesan und Petersilie bestreuen.

TOMATENSUPPE MIT AMARANTH

Zutaten für 4 Portionen:

- 400 g reife Tomaten
- 1 Schalotte
- 2 Knoblauchzehen
- 2 EL Olivenöl
- 1 TL getrocknete Kräuter der Provence
- 120 g Amaranth
- 600 ml Gemüsebrühe
- 2 EL Tomatenmark
- Salz, Pfeffer
- 1 TL Zucker oder Honig
- 100 g Feta
- 2 EL Crème fraîche
- 1 EL Petersilie (gehackt)

Zubereitung:

Tomaten mit heißem Wasser überbrühen, schälen und kleinwürfelig schneiden. Schalotte und Knoblauch schälen und fein hacken. Olivenöl in einem Suppentopf erhitzen. Schalotte, Knoblauch und Kräuter darin bei mittlerer Hitze unter ständigem Rühren andünsten, bis die Schalotte beginnt, weich zu werden. Amaranth untermengen und gut verrühren. Tomatenwürfel dazugeben, mit Gemüsebrühe aufgießen und alles aufkochen. Mit Tomatenmark, Salz, Pfeffer und Zucker würzen. Bei geschlossenem Deckel und geringer Hitze ca. 30 Min. köcheln lassen. Feta fein krümeln und zusammen mit Crème fraîche unter die Suppe rühren. Gehackte Petersilie untermengen und eventuell nachwürzen.

Tipp: Statt Amaranth können Sie auch Reis oder Couscous verwenden. Verfeinern Sie die Suppe auch mal mit einem Schuss Orangensaft!

VEGETARISCHE HAUPTSPEISEN

OMELETT MIT ZUCCHINI

Zutaten für 2 Portionen:

- 1 Zwiebel
- 200 g festkochende Kartoffeln
- 2 kleine Zucchini
- 1 EL Petersilie (gehackt)
- 4 Eier
- 2 EL Rapsöl
- Salz, weißer Pfeffer

Zubereitung:

Zwiebel schälen und fein hacken. Kartoffeln schälen, Zucchini putzen und beide Zutaten mit einem Gurkenhobel in dünne Scheiben hobeln. Danach mit Küchenpapier trockentupfen. Petersilie fein hacken und mit verquirlten Eiern vermengen. Öl in einer Pfanne erhitzen, Zucchini- und Kartoffelscheiben sowie gehackte Zwiebel darin bei geringer Hitze und unter häufigem Wenden ca. 10 Min. weich braten. Mit Salz und Pfeffer würzen und mit Eiermasse aufgießen. So lange weiterbraten, bis die Eiermasse an der Unterseite gestockt ist. Omelett wenden und weitere 5 Min. braten. In Stücke teilen und servieren.

KÜRBISCURRY MIT NATURREIS

Zutaten für 2 Portionen:

- 500 g Kürbis
- 250 g Lauch
- 125 g Vollkornreis
- 450 ml Gemüsebrühe
- 2 EL Rapsöl
- 2 gestrichene EL Currypulver
- Salz
- 40 g Kokosraspeln
- 200 ml Joghurt (1%)
- 1 EL Schnittlauchröllchen

Zubereitung:

Kürbis schälen und klein würfeln. Lauch putzen und in fingerdicke Ringe schneiden. Reis mit ca. 400 ml Gemüsebrühe aufkochen, dann zugedeckt bei schwacher Hitze bissfest garen. Kürbis und Lauch bei mittlerer Hitze in Öl ca. 3 Min. braten, dabei öfter wenden. Currypulver und Salz dazugeben und gut umrühren. Restliche Gemüsebrühe dazugießen, aufkochen und zugedeckt bei schwacher Hitze weitere 3 Min. garen. Reis mit Gemüsecurry vermischen, mit Kokosraspeln bestreuen. Joghurt mit Schnittlauchröllchen und Salz vermischen und mit Reis-Kürbis-Curry servieren.

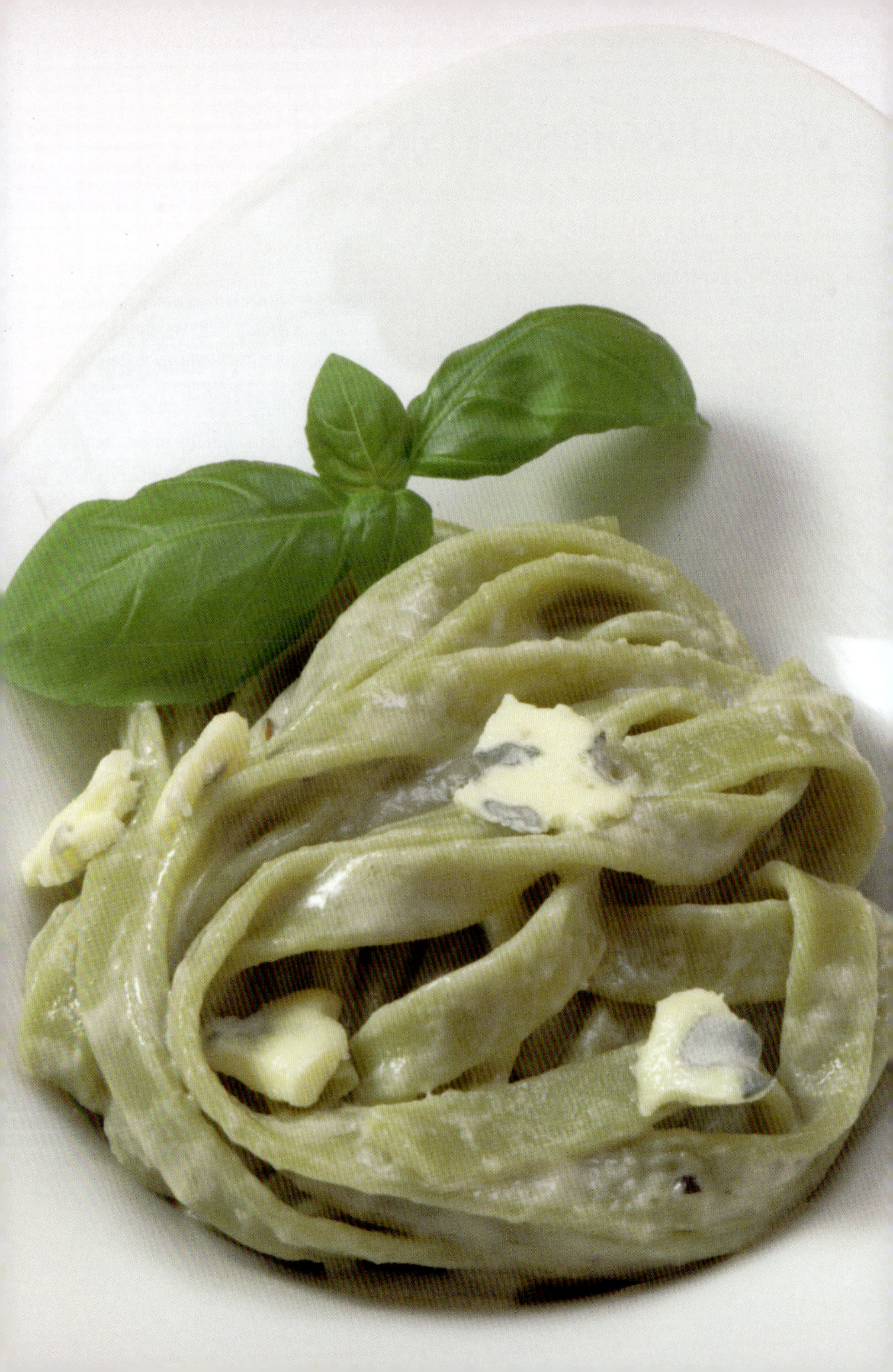

BANDNUDELN IN KÄSESAUCE

Zutaten für 2 Portionen:

- 3 Karotten
- 1 Stange Lauch
- 200 g Bandnudeln
- 1 TL Butter
- 1 TL Mehl
- 125 ml Milch
- 70 g Gorgonzola
- Salz, Pfeffer
- 1 EL Olivenöl

Zubereitung:

Karotten schälen und mit dem Sparschäler längs in Streifen schneiden. Lauch putzen, der Länge nach vierteln und einmal quer halbieren. Karotten in kochendem Salzwasser ca. 6 Min. lang garen, den Lauch in den letzten 2 Min. zugeben. Danach in einem Sieb gut abtropfen lassen. Nudeln in reichlich Salzwasser bissfest garen, dann abgießen. Inzwischen Butter in einem Topf zerlassen, Mehl darin goldgelb anrösten, Milch unter ständigem Rühren dazugießen und aufkochen. Gorgonzola in Stücke teilen, zufügen und in der Milch schmelzen lassen. Mit Pfeffer und Salz abschmecken. Öl in einer Pfanne erhitzen und Gemüse kurz darin schwenken. Nudeln mit dem Gemüse vermischen und die Käsesauce darübergießen.

SÜSSE HAUPTSPEISEN

APFELKNÖDEL MIT VANILLESAUCE

Zutaten für 2 Portionen:

Für die Apfelknödel:

- 200 g Äpfel
- 1 TL Butter
- 80 g Semmelwürfel
- 40 ml Milch
- 2 Eier
- 1 EL Semmelbrösel/Paniermehl
- ½ EL Weizenmehl
- 1 EL Staubzucker/Puderzucker
- 1 Pkg. Vanillezucker
- ½ TL Zimt

Für die Vanillesauce:

- 5 g Vanillepuddingpulver
- 250 ml Milch
- 1 EL Zucker

Zubereitung:

Äpfel schälen, entkernen und kleinwürfelig schneiden. Butter zerlassen und mit Semmelwürfeln, Milch, Eiern, Semmelbröseln, Weizenmehl, Zucker, Vanillezucker, Zimt und Äpfeln vermengen. Aus der Masse Knödel formen und in leicht kochendes Wasser einlegen. Einige Minuten ziehen lassen, dann abseihen.

Für die Sauce Vanillepuddingpulver mit 1 EL Zucker und 2 EL Milch verrühren. Die restliche Milch zum Kochen bringen, das Puddingpulver einrühren, unter ständigem Rühren aufkochen lassen und warm stellen. Knödel mit Vanillesauce servieren.

PFIRSICHPFANNKUCHEN

Zutaten für 2 Portionen:

- 3 reife Pfirsiche
- ½ cm frische Ingwerwurzel
- 1 EL Butter
- 1 EL Zucker
- ½ TL Zimt
- 80 ml Orangensaft
- ½ TL Speisestärke
- 1 EL Zitronensaft
- abgeriebene Schale von ½ Bio-Zitrone
- 120 g glattes Mehl
- 250 ml Milch
- 2 kleine Eier
- Salz
- 1 EL Öl
- evtl. etwas Staubzucker/Puderzucker zum Bestreuen

Zubereitung:

Pfirsiche vierteln, entkernen und in Spalten schneiden. Ingwer sehr fein hacken. Butter in einer beschichteten Pfanne zerlassen, den Zucker darin kurz anrösten, die Pfirsichspalten hineingeben und unter Rühren sanft anbraten. Mit Zimt abschmecken. Orangensaft mit Speisestärke glattrühren, Zitronensaft, Zitronenschale und gehackten Ingwer dazugeben und gut vermengen. Diese Mischung unter die Pfirsiche geben und kurz weiterdünsten, bis sie gar sind. Mit dem Handrührgerät Milch, Mehl, Eier und 1 Prise Salz zu einem glatten Teig verarbeiten. Eine beschichtete Pfanne dünn mit Öl ausstreichen. Teig mit einem kleinen Schöpfer in die Pfanne gießen und gleichmäßig darin verteilen. Palatschinken auf beiden Seiten goldgelb backen. Mit dem übrigen Teig ebenso verfahren. Warme Palatschinken mit Pfirsichen füllen und eventuell mit Zucker bestreut servieren.

Tipp: Dazu schmecken Vanillesauce oder Vanilleeis sehr gut. Statt Pfirsichen können Sie auch Äpfel verwenden, die Sie würfelig schneiden.

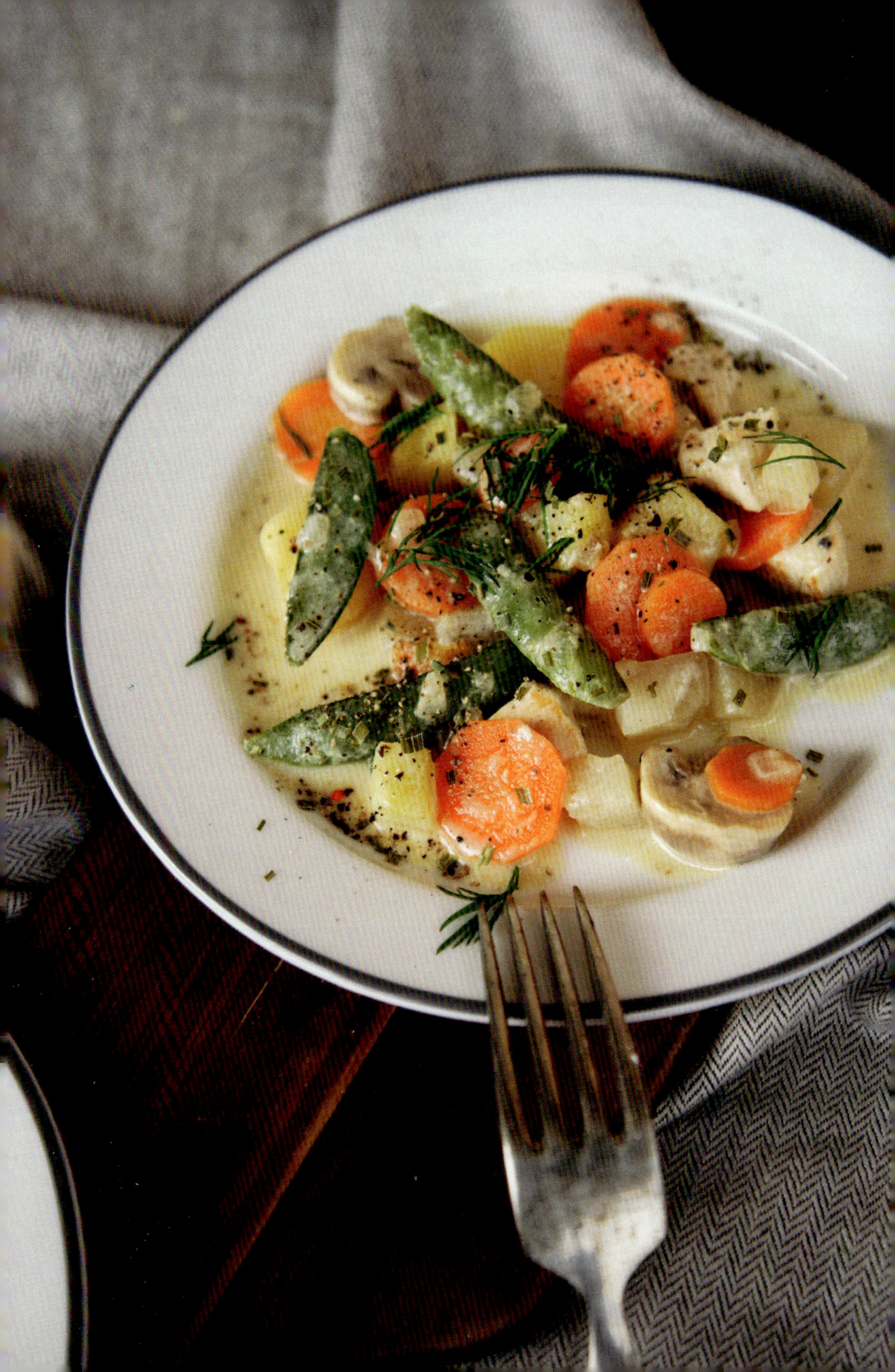

HAUPTSPEISEN MIT FLEISCH

GEMÜSERAGOUT MIT PUTENFLEISCH

Zutaten für 2 Portionen:

- 250 g Putenfleisch
- 150 g Champignons
- 150 g Karotten
- 200 g Kohlrabi
- 1 kleine Zwiebel
- 150 g kleine Kartoffeln
- 1 EL Rapsöl
- 1 EL Weizenmehl
- 1 TL Instant-Gemüsebrühe
- 300 ml Wasser
- 100 g Zuckererbsen
- 2 EL Crème fraîche
- Salz, weißer Pfeffer

Zubereitung:

Fleisch in Würfel schneiden. Champignons und Karotten in Scheiben, Kohlrabi in Stücke schneiden. Zwiebel würfeln, Kartoffeln schälen und je nach Größe halbieren. Öl in einem großen Topf erhitzen, Fleisch hineingeben und rundherum anbraten. Pilze unterheben und kurz mitbraten. Fleisch und Champignons herausnehmen und beiseitelegen. Zwiebelwürfel im verbliebenen Fett andünsten, dann mit Mehl stäuben, kurz anschwitzen und unter Rühren mit Wasser und Brühe aufgießen. Kartoffeln, Karotten und Kohlrabi untermengen und zugedeckt ca. 15 Min. garen. Zuckererbsen waschen, putzen und die letzten 5 Min. mitkochen. Fleisch, Champignons und Crème fraîche zum Ragout geben und mit Salz und Pfeffer abschmecken.

CURRYHUHN MIT ANANAS

Zutaten für 2 Portionen:

- 250 g Hühnerfilet
- 1 kleine Zwiebel
- 1 Knoblauchzehe
- 200 g Karotten
- 1 rote Paprikaschote
- 25 g Mandelstifte
- Rapsöl
- 2 Ananasscheiben aus der Dose
- 1 Jungzwiebel
- 60 ml Rindsuppe
- ½ TL Ingwer (kleingehackt)
- 1 TL Curry
- Salz
- 1 TL Stärkemehl

Zubereitung:

Hühnerfleisch waschen, trockentupfen und in ½ cm dicke, kleine Stücke schneiden. Zwiebeln und Knoblauch schälen, fein hacken. Karotten schälen und in feine Streifen schneiden. Paprika putzen und würfelig schneiden. Mandelstifte in sehr wenig Öl hell anrösten und beiseitestellen. Ananas in kleine Stücke, Jungzwiebeln in feine Ringe schneiden. 2 EL Öl in einer großen Pfanne erhitzen, Fleisch darin anbraten, leicht salzen und dann herausnehmen. Zwiebel, Knoblauch und Ingwer in 1 EL Öl kurz anbraten, Curry zugeben und mitrösten. Karotten und Paprika untermengen, salzen und 1 Min. braten. Dann Fleisch und Ananasstücke zugeben, alles mit Suppe aufgießen und zugedeckt ca. 3 Min. köcheln lassen. 1 EL Stärkemehl mit etwas kaltem Wasser verrühren, unter das Fleisch geben und aufkochen. Zum Schluss mit Mandeln und Jungzwiebeln vermischen.

KRAUTFLEISCH

Zutaten für 2 Portionen:

- 400 g Weißkraut
- 100 g mageres Schweinefleisch
- 1 Zwiebel
- 2 EL Rapsöl
- 1 EL Paprikapulver
- 1 TL Essig
- Salz, Pfeffer
- Kümmel
- Majoran
- 1 EL Sauerrahm/saure Sahne
- 1 EL glattes Mehl

Zubereitung:

Kraut putzen und in feine Streifen schneiden. Fleisch waschen, trockentupfen und würfeln. Zwiebel schälen, fein hacken und dann in Öl anschwitzen. Fleischwürfel dazugeben und von allen Seiten kräftig anbraten. Mit Paprika würzen, sofort mit etwas Wasser aufgießen und Essig einrühren. Mit Salz, Kümmel, Majoran und Pfeffer würzen. Kraut dazugeben und weichdünsten. Sauerrahm mit Mehl verrühren und zum Schluss unterheben.

HAUPTSPEISEN MIT FISCH

ZANDER AUF PAPRIKAKRAUT

Zutaten für 2 Portionen:

- ½ Kopf junges Weißkraut
- 1 rote Paprikaschote
- 1 kleine Zwiebel
- 2 EL Olivenöl
- ½ TL Zucker
- ½ TL getrockneter Majoran
- 2 Lorbeerblätter
- 1 Prise Kümmel
- 1 TL edelsüßes Paprikapulver
- 50 ml Gemüsebrühe
- Salz, weißer Pfeffer
- 1 EL Crème fraîche
- 300 g Zanderfilet mit Haut, ohne Gräten
- 1 TL glattes Weizenmehl

Zubereitung:

Vom Kraut den Strunk und die äußeren Blätter entfernen. Kraut in ca. 1 cm breite Streifen schneiden. Paprikaschoten längs halbieren, entkernen und waschen. Paprikahälften mit dem Sparschäler schälen und in Streifen schneiden. Zwiebel schälen und fein würfeln. 2 EL Olivenöl in einer Pfanne erhitzen, Zucker darin leicht karamellisieren, dann Zwiebelwürfel dazugeben und anrösten. Kraut, Paprikastreifen, Majoran, Lorbeerblätter und Kümmel einrühren. Paprikapulver darüberstreuen, verrühren und mit Brühe ablöschen. Mit Salz und Pfeffer würzen. Etwa 10–20 Min. dünsten und zum Schluss Crème fraîche einrühren.

Zanderfilet waschen, trockentupfen und in 8 Stücke schneiden. Die Hautseite der Zanderfilets einritzen und mit etwas Mehl bestreuen. Die Filets von beiden Seiten salzen und pfeffern. 2 EL Öl in einer Pfanne erhitzen und die Fischstücke darin bei mittlerer Hitze auf der Hautseite 3–4 Min. knusprig anbraten. Dann wenden und die Pfanne vom Herd nehmen. In der Resthitze durchziehen und dann kurz auf Küchenpapier abtropfen lassen. Mit Kraut und Kartoffeln als Beilage anrichten.

FRUCHTIGES FISCHCURRY

Zutaten für 2 Portionen:

- 100 g Basmatireis
- 250 g Fischfilet, z. B. Kabeljau (frisch oder tiefgefroren und aufgetaut)
- 1 EL Zitronensaft
- 1 Karotte (ca. 50 g)
- ½ rote Paprikaschote
- ½ Bund Frühlingszwiebeln
- 1 kleiner Apfel
- 2 Ananasscheiben aus der Dose
- 1 EL Butter
- Salz, Pfeffer
- 1 EL Rapsöl
- 1 TL Currypulver
- 70 ml Gemüsebrühe
- 1 TL Speisestärke

Zubereitung:

Reis nach Packungsanweisung kochen. Fischfilets waschen, trockentupfen, grob würfeln und mit Zitronensaft beträufeln. Das Gemüse waschen, die Karotte schälen und in Stifte schneiden. Paprika in Streifen, Frühlingszwiebeln in feine Ringe schneiden. Apfel schälen, das Kerngehäuse entfernen und gemeinsam mit der Ananas in grobe Würfel schneiden.

Butter in einer Pfanne erhitzen, geschnittenes Gemüse und Obst darin einige Min. anbraten, danach mit Salz und Pfeffer würzen und aus der Pfanne nehmen.

Öl in das Bratfett geben, nochmals erhitzen, Fischwürfel unter Wenden ca. 5 Min. braten, dann leicht salzen und herausnehmen. Das Bratfett mit Currypulver stäuben, mit Gemüsebrühe aufgießen und aufkochen lassen. Stärke mit wenig kaltem Wasser anrühren und in die Currysauce geben, dann Gemüse und Obst zugeben und aufkochen lassen. Die Fischwürfel vorsichtig unterheben.

Tipp: Mit Reis servieren.

SALAT- UND GEMÜSEBEILAGEN

RADIESCHENSALAT

Zutaten für 2 Portionen:

- 80 ml Joghurt
- 1 TL flüssiger Honig oder Zucker
- 1 EL Zitronensaft
- Salz, Pfeffer
- 1 Bund Radieschen
- 1 kleiner Apfel
- 1 kleine Birne
- 1 EL Kresse

Zubereitung:

Joghurt mit Honig, Zitronensaft und Gewürzen mit einem Schneebesen leicht verschlagen. Radieschen waschen, putzen und in Scheiben schneiden. Apfel und Birne waschen, das Kerngehäuse entfernen und Obst in Spalten schneiden. Spalten und Radieschenscheiben mit dem Dressing vermengen und vor dem Servieren mit Kresse bestreuen.

ZUCCHINISALAT MIT JOGHURTDRESSING

Zutaten für 2 Portionen:

- 300 g Zucchini
- 1 Schalotte
- 1 Knoblauchzehe
- 100 g Joghurt
- 1 EL Olivenöl
- 1 EL Zitronensaft
- Salz, Pfeffer
- 1 EL Dill (gehackt)

Zubereitung:

Zucchini waschen, putzen und in feine Streifen schneiden. Schalotte und Knoblauchzehe schälen und fein hacken. Für die Salatsauce Joghurt, Öl und Zitronensaft glatt verrühren und mit Salz, Pfeffer sowie gehacktem Dill abschmecken. Salatsauce mit Schalotte, Knoblauch und Zucchinistreifen gut vermischen.

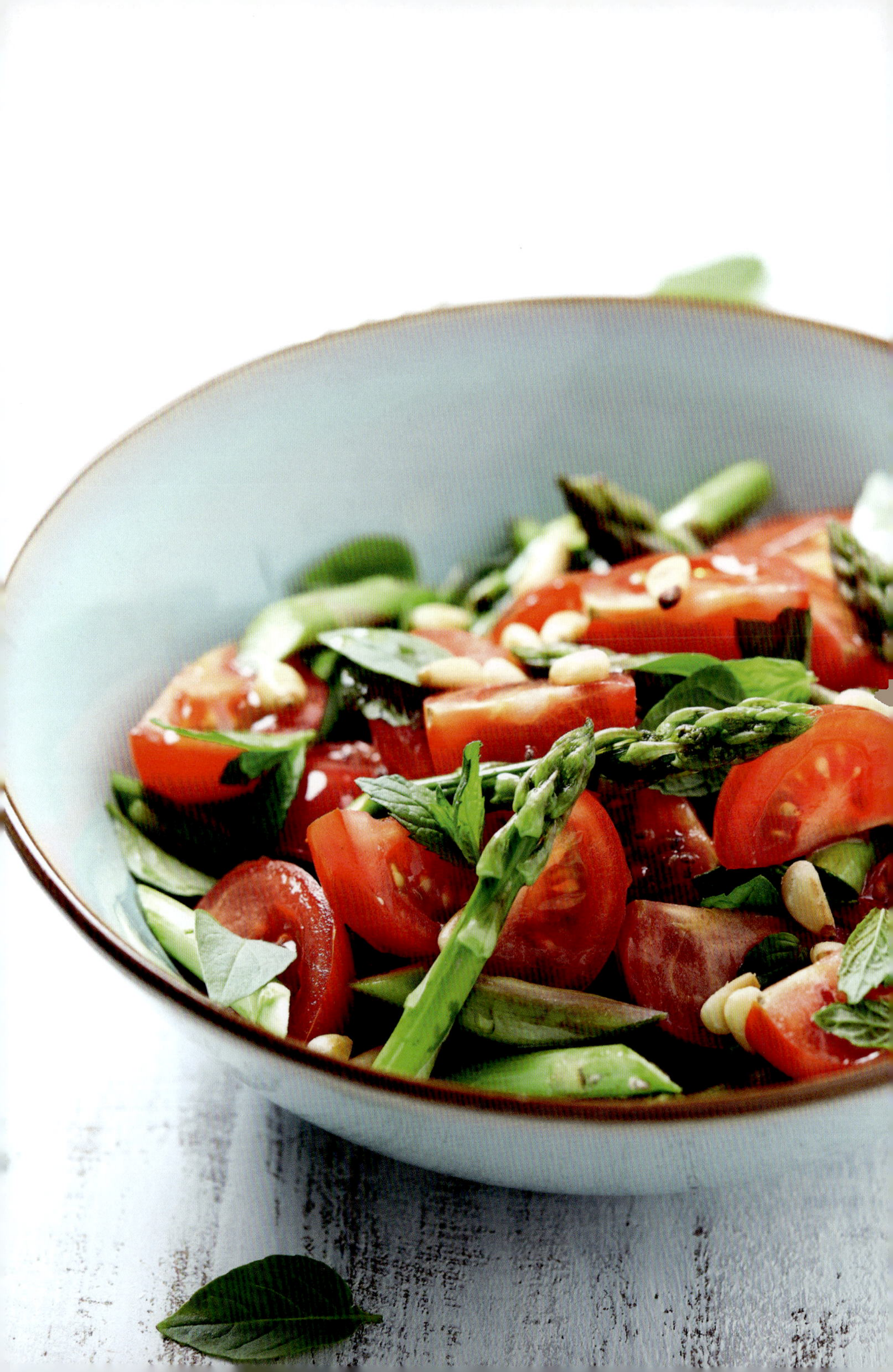

SPARGEL-TOMATEN-SALAT

Zutaten für 2 Portionen:

- 250 g grüner Spargel
- 1 Prise Zucker
- ½ TL Butter
- 1 große Tomate
- 2 Zweige Petersilie
- 1 EL Olivenöl
- 1 EL Basilikumpesto
- 2 EL Zitronensaft
- Salz, Pfeffer

Zubereitung:

Die Spargel schälen und holzige Enden abschneiden. Spargel in leicht gesalzenem Wasser mit 1 Prise Zucker und Butter ca. 10–12 Min. lang bissfest kochen. Tomaten schälen, vierteln, entkernen und in Würfel schneiden. Spargel in mundgerechte Stücke und Petersilienblätter in Streifen schneiden. Aus Olivenöl, Pesto und Zitronensaft eine Marinade zubereiten, mit Salz und Pfeffer abschmecken. Spargel mit Tomaten und Petersilie vermischen, die Marinade unterheben.

WALDORFSALAT

Zutaten für 2 Portionen:

- 1 großer Apfel
- ¼ Knollensellerie
- Saft von ½ Bio-Zitrone
- 1 EL Walnussöl
- 80 ml Joghurt
- 2 EL Walnüsse (gehackt)
- ½ TL Zucker
- Salz, Pfeffer

Zubereitung:

Apfel und Sellerie waschen, putzen und grob raspeln. Miteinander vermengen und Zitronensaft dazugeben. Nüsse, Joghurt, Walnussöl und Zucker untermengen, alles gut vermischen und eventuell mit etwas Salz und Pfeffer abschmecken.

DESSERTS

JOGHURTSCHNITTEN

Zutaten für 12 Portionen:

Für den Teig:

- 4 Eigelb
- 4 Eiweiß
- 120 g Zucker
- 4 EL heißes Wasser
- 120 g Mehl
- 60 ml Zitronen- oder Orangensaft

Für die Füllung:

- 6 Blatt Gelatine
- 600 g Joghurt
- 100 g Staubzucker/ Puderzucker
- 20 g Marillen-(Aprikosen-) konfitüre

Zubereitung:

Eigelb, Zucker und Wasser schaumig schlagen. Eiweiß ebenfalls steif schlagen. Mehl und Eischnee unterheben und alles in eine höhere Tortenform füllen. Biskuit bei 200° C etwa 10 Min. backen und auskühlen lassen. Gelatine in kaltem Wasser einweichen, danach gut ausdrücken und im warmen Zitronen- bzw. Orangensaft auflösen. Für die Füllung Joghurt, Zucker und aufgelöste Gelatine vermengen. Biskuit mit etwas Konfitüre bestreichen, Füllung daraufstreichen. Vor dem Portionieren und Servieren einige Stunden kühlen.

HEIDELBEERTORTE

Zutaten für 12 Portionen:

- 250 g Dinkelmehl
- 50 g Großblatt-Haferflocken
- 75 g Kartoffelstärke
- 75 g Mandeln (gemahlen)
- 1 TL Backpulver
- 150 g Rohrzucker
- 200 g weiche Butter
- 450 g Heidelbeeren
- evtl. Mandelstifte zum Bestreuen

Zubereitung:

Alle Zutaten bis auf die Heidelbeeren zwischen den Fingern zu Streuseln zerreiben. Eine Springform ausfetten, mit zwei Dritteln der Streusel auslegen, dabei einen Rand formen. Den Rest kaltstellen. Den Backofen auf 180° C vorheizen, Heidelbeeren in die Form füllen und mit den restlichen Streuseln bedecken. Eventuell Mandelstifte darüberstreuen und die Torte im Ofen ca. 50 Min. backen.

MOHN-NUSS-KUCHEN

Zutaten für 10 Portionen:

- 4 Eier
- 80 g Rohzucker
- 100 g geriebene Walnüsse oder Mandeln
- 100 g Mohn (gemahlen)
- 3 mittelgroße Äpfel
- 1 Prise Salz

Zubereitung:

Backofen auf 160 °C vorheizen. Eier trennen, Eigelb mit Zucker schaumig schlagen. Gemahlene Nüsse und Mohn unterheben. Äpfel schälen, grob raspeln und unter die Eiermasse geben. Eiweiß mit 1 Prise Salz steif schlagen und vorsichtig mit der Eier-Nuss-Masse vermischen. Eine Kastenform mit Backpapier auslegen und den Teig hineingeben. Auf mittlerer Schiene bei 160 °C ca. 45 Min. backen, bis der Kuchen eine dunkelbraune Kruste bekommt.

LEICHTE VOLLKOST

Es handelt sich hier um eine ausgewogene Mischkost, bei der Lebensmittel und Speisen, die erfahrungsgemäß Unverträglichkeiten hervorrufen, vermieden werden. Außerdem sollten Sie auf jene Lebensmittel und Speisen verzichten, von denen Sie wissen, dass Sie sie nicht vertragen.

Allgemeine Regeln

- Achten Sie auf eine abwechslungsreiche Kost, um die Versorgung mit essenziellen Nährstoffen, Vitaminen und Mineralstoffen sicherzustellen.
- Sie sollten 5–6 kleinere Mahlzeiten über den Tag verteilt einnehmen.
- Essen Sie langsam und in Ruhe; kauen Sie die Speisen gut und genießen Sie das Essen.
- Trinken Sie 1,5–2 l über den Tag verteilt, am besten ungezuckerte Getränke, z. B. Leitungswasser, stilles Mineralwasser, Kräutertees oder milde Früchtetees. Obstsäfte sollten nur maßvoll genossen werden, am besten mit Wasser verdünnt.
- Sie sollten weder zu kalte noch zu heiße Getränke und Speisen zu sich nehmen.
- Die Zubereitung der Speisen hat einen gewissen Einfluss auf deren Verdaulichkeit. Achten Sie daher auf eine schonende Zubereitung (anbraten mit wenig Öl, dünsten, kochen, dämpfen).
- Fettreiche Speisen, überhitzte Fette (z. B. beim Frittieren) und dunkel angebratene Speisen sind schwer verdaulich.
- Meiden Sie blähende Speisen und Getränke.
- Brot und Gebäck sollten nicht allzu frisch sein, um Blähungen zu vermeiden.
- Junge, faserarme, gekochte Gemüsesorten wie Karotten, Wurzelgemüse, Sellerie, Fenchel, Spargelspitzen, Auberginen, Zucchini, passierter Spinat, Kochsalat, Kürbis, Brokkoliröschen oder Schwarzwurzeln werden gut vertragen. Tomaten ohne Haut und Kerne sowie Salat aus gekochten Gemüsesorten wie Karotten-, Sellerie-, Rote-Rüben-Salat (Rote-Bete-Salat) und rohe Blattsalate wie Feldsalat, Eisbergsalat oder Kopfsalat sind ebenfalls gut bekömmlich.
- Als Obst sind z. B. Bananen und Beerenfrüchte leicht verdaulich und gesund.
- Meiden Sie stark geräucherte und geselchte Speisen. Stattdessen sollten Sie magere Fleisch- und Wurstsorten (Schinken, Krakauer, Kalbspariser, kalter Karreebraten) verzehren.
- Meiden Sie zu üppige Abendmahlzeiten.
- Meiden Sie grobe Kerne (Sonnenblumenkerne, Maiskörner), holzige und faserreiche Lebensmittel (Kohl, Hülsenfrüchte) sowie Obst und Gemüse mit harter Haut (Weintrauben, Orangen).

- Sobald Sie aufgrund einer Lebererkrankung Entwässerungsmittel einnehmen müssen, sollten Sie salzarm essen. Kräuter wie Petersilie, Majoran, Liebstöckel, Thymian, Basilikum, Dill, Estragon, Kerbel und Kümmel sind zum Würzen gut geeignet und können Ihnen helfen, Salz zu ersetzen.

Oft ist die Verträglichkeit auch individuell verschieden. Hilfe bei der Feststellung, welche Lebensmittel und Speisen eher gut oder eher schlecht vertragen werden, bietet ein Ernährungsprotokoll. Schreiben Sie mit, welche Nahrungsmittel verzehrt wurden und ob Beschwerden aufgetreten sind. Dieses Protokoll ist auch bei einer Ernährungsberatung Ihrer ernährungsmedizinischen Fachkraft sehr hilfreich, weil damit auf Ihre individuelle Verträglichkeit und Nährstoffversorgung eingegangen werden kann.

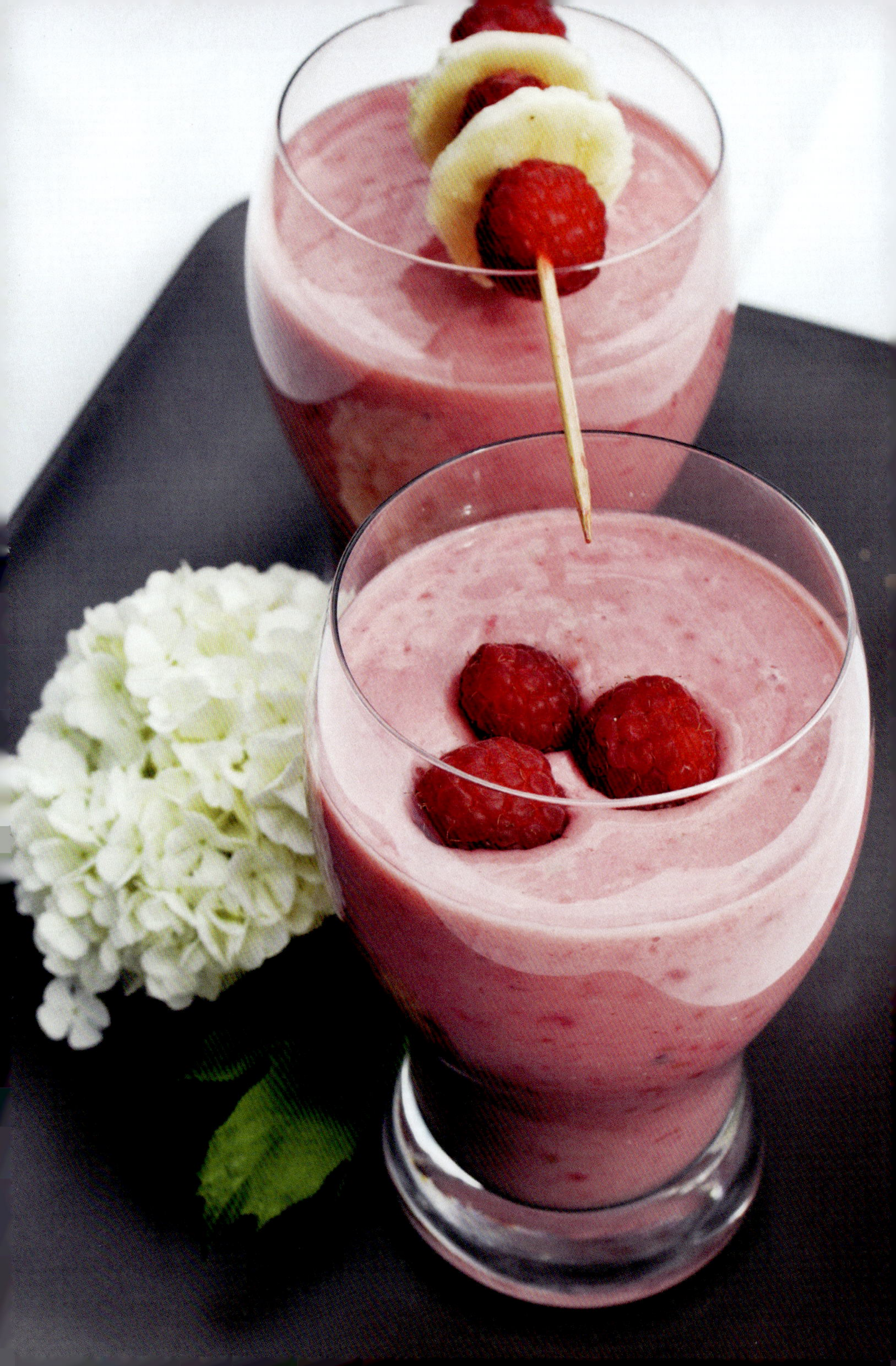

FRÜHSTÜCK

HIMBEER-BANANEN-SHAKE

Zutaten für 2 Portionen:

- 1 große reife Banane
- 100 g Himbeeren (frisch oder tiefgekühlt)
- 2 EL schmelzende Haferflocken
- 400 ml Buttermilch
- 1 Prise Zimtpulver

Zubereitung:

Banane schälen. Himbeeren verlesen bzw. auftauen und mit Banane, Haferflocken und Buttermilch glatt pürieren. Mit Zimtpulver würzen.

WEICHES EI MIT KRÄUTERJOGHURT

Zutaten für 2 Portionen:

- 2 Eier
- 250 g Joghurt
- 2 EL frische Kräuter (gehackt) oder tiefgekühlte Kräutermischung
- 1–2 EL Zitronensaft
- Salz
- 2 Scheiben Mischbrot
- 10 g Butter

Zubereitung:

Eier nach Wunsch 3–5 Min. weichkochen. Joghurt mit Kräutermischung glatt verrühren; mit Zitronensaft und Salz abschmecken. Im Glas anrichten, dazu Eier und Butterbrot servieren.

PORRIDGE

Zutaten für 2 Portionen:

- 100 g Haferflocken
- 100 g Heidelbeeren
- 1 Banane
- 500 ml Wasser (oder nach Belieben Milch bzw. Pflanzenmilch)
- 1 Prise Salz

Zubereitung:
Haferflocken in einer Pfanne bei hoher Hitze ohne Fett kurz anrösten. Heidelbeeren waschen und verlesen. Banane schälen und in mundgerechte Stücke schneiden. Wasser oder Milch mit einer Prise Salz in einen Topf geben und erwärmen, die leicht angerösteten Haferflocken hinzufügen und unter ständigem Rühren zum Kochen bringen. Nach ca. 5 Min., wenn der Brei eingedickt ist, den Topf von der Platte nehmen und Obst unterrühren.

FRUCHTIGER COTTAGE CHEESE

Zutaten für 2 Portionen:

- 1 Becher Cottage Cheese (150 g)
- 1 TL flüssiger Honig bzw. wenig Süßstoff
- 1 kleine Banane
- 100 g Heidelbeeren
- 4 Scheiben Toastbrot
- 10 g Butter

Zubereitung:
Cottage Cheese mit flüssigem Honig oder Süßstoff verrühren. Banane schälen und in kleine Stücke schneiden. Heidelbeeren verlesen, unter kaltem Wasser abspülen, gut abtropfen lassen und das Obst unter den Cottage Cheese heben. Toastscheiben mit Butter bestreichen und mit Hüttenkäse genießen.

SELLERIE-QUARK-AUFSTRICH

Zutaten für 2 Portionen:

- 125 g Topfen/Quark (10% F. i. T.)
- 1 EL Sauerrahm/saure Sahne
- 50 g Knollensellerie
- 1 kleiner Apfel
- ½ TL Zitronensaft
- Salz
- 2 Scheiben Mischbrot

Zubereitung:
Topfen mit Sauerrahm gut verrühren. Sellerie und Äpfel schälen, fein raspeln und unter die Topfenmasse geben. Mit Zitronensaft und Salz abschmecken. Aufs Brot streichen und genießen.

KLEINE SPEISEN

QUARK-GEMÜSE-TERRINE

Zutaten für 4 Portionen:

- 200 g Kartoffeln
- 50 g Karotten
- 50 g gelbe Rüben
- 50 g Zucchini
- 4 Blatt Gelatine
- 100 g Topfen/Quark (10% F. i. T.)
- 100 g Joghurt
- Salz
- gehackte Kräuter (evtl. tiefgekühlt, ohne Schnittlauch)
- 100 g Cottage Cheese

Zubereitung:

Kartoffeln schälen, kochen und grob reiben. Das restliche Gemüse putzen und weichkochen. Nach dem Auskühlen schälen und kleinwürfelig schneiden. Gelatine in kaltem Wasser einweichen, danach gut ausdrücken und in 1 EL heißem Wasser auflösen. Topfen mit Joghurt, Salz und Kräutern gut verrühren. Cottage Cheese dazugeben und die aufgelöste Gelatine unterrühren. Zum Schluss die geriebenen Kartoffeln sowie die Gemüsewürfel unterheben. Eine Kastenform mit Frischhaltefolie auslegen. Die Topfenmasse einfüllen und über Nacht im Kühlschrank fest werden lassen.

GEFLÜGELSALAT

Zutaten für 4 Portionen:

- 100 g Hühnerbrustfilet
- Salz
- 1 EL Rapsöl
- 25 g Sellerie
- Saft von ½ Zitrone
- 50 g Joghurt
- 1 EL leichte Mayonnaise
- 1 EL frische Petersilie oder Dill (gehackt)

Zubereitung:

Hühnerfleisch waschen, trockentupfen, in dünne Streifen schneiden und mit Salz würzen. In heißem Rapsöl von allen Seiten goldgelb braten. Sellerie schälen, kochen und in kleine Würfel schneiden. Fleischstreifen, Sellerie, Zitronensaft, Joghurt und Mayonnaise miteinander vermischen und mit Salz abschmecken. Vor dem Servieren mit gehackten Kräutern bestreuen.

KRÄUTERQUARK-SCHINKENRÖLLCHEN

Zutaten für 1 Portion:

- 60 g Topfen/Quark (10% F. i. T.)
- 1 EL Sauerrahm/saure Sahne
- 1 EL Kräuter (gehackt)
- Salz
- 3 Scheiben Kochschinken

Zubereitung:

Topfen mit Sauerrahm und Kräutern glatt verrühren und mit Salz abschmecken. Die Masse auf je ein Blatt Schinken streichen und dann einrollen.

LIMETTEN-MILCHREIS

Zutaten für 2 Portionen:

- 300 ml Milch
- 100 g Rundkornreis
- 4 EL Zucker
- 2 EL Butter
- Saft von ½ Bio-Limette
- 1 Prise Salz
- 100 g Joghurt
- abgeriebene Schale von 1 Bio-Limette

Zubereitung:

Einen Topf mit kaltem Wasser ausspülen. Milch, Reis, Zucker, Butter, Limettenschale und Salz in den Topf geben und zum Kochen bringen, dabei gelegentlich umrühren. Nach dem Aufkochen die Hitze reduzieren und den Milchreis ca. 25–30 Min. bei geschlossenem Deckel unter häufigem Rühren köcheln lassen. Etwas abkühlen lassen, dann Joghurt unterheben und mit Limettensaft abschmecken.

SUPPEN

BROKKOLICREMESUPPE

Zutaten für 4 Portionen:

- 400 g Brokkoliröschen
- 500 ml Gemüsebrühe
- 5 EL schmelzende Haferflocken
- 4 EL Schlagobers/Sahne
- 1 Prise Muskatnuss (gemahlen)

Zubereitung:
Brokkoliröschen in der Gemüsebrühe kochen, bis sie weich sind, dann zusammen mit der Flüssigkeit pürieren und mit den Haferflocken binden. Mit Sahne aufgießen und mit Muskat würzen.

GOLDREGENSUPPE

Zutaten für 2 Portionen:

- 2 EL Weizengrieß
- 1 EL Rapsöl
- 500 ml Gemüsebrühe
- Muskatblüte
- Kümmel (gemahlen)
- 1 Karotte
- 1 gelbe Rübe
- 1 EL Petersilie (gehackt)

Zubereitung:
Grieß bei niedriger Temperatur im Rapsöl goldgelb anrösten. Danach mit Suppe aufgießen, die Gewürze beigeben und gut verkochen lassen. Nach dem ersten Aufkochen die geputzte, feingeraffelte Karotte und die gelbe Rübe beigeben. Mitkochen lassen. Die gehackte Petersilie am Schluss beifügen.

HAFERSCHLEIMSUPPE

Zutaten für 2 Portionen:

- 2 EL Hafermark
- 500 ml Wasser
- Salz

Zubereitung:
Hafermark mit kaltem Wasser zustellen und 30 Min. auf kleiner Flamme kochen. Bei Bedarf kaltes Wasser nachgießen und umrühren. Die Suppe eventuell durch ein Sieb streichen, durch Wasserzugabe zur gewünschten Konsistenz bringen, nochmals aufkochen und mit Salz abschmecken.

KAROTTENCREMESUPPE

Zutaten für 4 Portionen:

- 400 g Karotten
- 1 Bund Petersilie (gehackt)
- 1 EL Butter
- 1 EL glattes Mehl
- 800 ml Gemüse- bzw. Rindsuppe
- evtl. Zitronensaft
- Salz
- 60 ml Schlagobers/Sahne

Zubereitung:

Karotten putzen, schälen und in feine Streifen schneiden. Petersilie fein hacken. Karotten mit dem größeren Teil Petersilie in heißer Butter andünsten, mit Mehl stäuben, kurz durchrösten und mit Suppe aufgießen. Die Suppe bei geringer Hitze so lange kochen, bis die Karotten kernig weich sind, dann pürieren und mit Salz und eventuell Zitronensaft abschmecken. Sahne in die heiße Suppe einrühren und beim Servieren mit gehackter Petersilie bestreuen.

VEGETARISCHE HAUPTSPEISEN

QUARK-GNOCCHI

Zutaten für 2 Portionen:

- 250 g mehlige Kartoffeln
- 250 g Topfen/ Quark (10% F. i. T.)
- 1 Prise Salz
- Muskatnuss (gemahlen)
- 30 g Hartweizengrieß
- 80 g glattes Mehl
- 1 Eigelb
- 300 g Tomaten
- 2 EL Olivenöl
- 25 g Parmesan
- ½ Bund Basilikum

Zubereitung:

Kartoffeln in der Schale kochen, noch heiß schälen und durch die Kartoffelpresse drücken. Auskühlen lassen. Topfen auf ein Geschirrtuch geben, Tuch zudrehen, Flüssigkeit herausdrücken und den Topfen in eine Schüssel geben. Salz und Muskat beifügen. Kartoffeln, Topfen, Grieß, Mehl und Eidotter zu einem glatten Teig verkneten, eventuell etwas Mehl dazugeben, falls der Teig zu klebrig wird.

Eine Arbeitsfläche gut bemehlen. Teigrollen mit ca. 2 cm Durchmesser formen und in etwa 1 cm dünne Scheiben schneiden. Diese im Mehl wenden, dann leicht über einen Gabelrücken drücken und zu Gnocchi aufrollen. Gnocchi in kochendem Salzwasser ca. 5 Min. ziehen lassen.

Tomaten heiß überbrühen, dann die Haut abziehen und das Tomatenfleisch würfeln. In heißem Olivenöl 5 Min. erhitzen, mit Salz abschmecken. Mit geriebenem Parmesan und gehacktem Basilikum bestreuen und mit den Gnocchi servieren.

GEMÜSESPÄTZLE

Zutaten für 2 Portionen:

- 180 g Spätzle
- 200 g Karotten
- 1 EL Olivenöl
- 200 g Brokkoliröschen
- 100 ml Gemüsebrühe
- Muskatnuss (gemahlen)
- Salz
- 1 EL Petersilie (gehackt)

Zubereitung:

Spätzle im Salzwasser kochen, abgießen. Karotten putzen, schälen und in ca. 3–4 mm starke Scheiben schneiden. Olivenöl in der Pfanne erhitzen, Karotten dazugeben und anschwitzen. Mit etwas Gemüsebrühe aufgießen und Brokkoliröschen dazugeben. Mit Muskatnuss abschmecken, dann ca. 10 Min. weichgaren. Spätzle unter das Gemüse mischen, mit Salz abschmecken und mit der gehackten Petersilie bestreuen.

KARTOFFEL-ZUCCHINI-AUFLAUF

Zutaten für 2 Portionen:

- 400 g Kartoffeln
- 2 Zucchini (ca. 300 g)
- 250 g Tomaten
- 1 EL Rapsöl
- 50 ml Milch
- Salz
- Muskatnuss (gemahlen)
- 2 Eier
- 50 g Parmesan (gerieben)

Zubereitung:

Kartoffeln schälen und in wenig Salzwasser ca. 15 Min. kochen. Abkühlen lassen und in Scheiben schneiden. Zucchini in Scheiben schneiden, Tomaten überbrühen, schälen, entkernen und dann achteln. Gemüse in einer mit etwas Öl ausgestrichenen, feuerfesten Form schichtweise anordnen. Milch mit Gewürzen und Eiern verquirlen und über das Gemüse gießen. Geriebenen Parmesan darüberstreuen. Im vorgeheizten Backofen bei 200°C 15–20 Min. überbacken.

SÜSSE HAUPTSPEISEN

QUARKAUFLAUF MIT BEERENKOMPOTT

Zutaten für 4 Portionen:

Für den Auflauf:

- 3 Eier
- 1 Prise Salz
- 100 g Zucker
- Schale von ½ Bio-Zitrone
- 375 g Topfen/Quark (10% F.i.T.)
- 250 ml Milch
- 150 g glattes Mehl
- etwas Butter für die Form
- 1 EL Butter

Für das Kompott:

- 200 g Beerenobst
- 2 EL Honig
- 1 EL Stärke

Zubereitung:

Backofen auf 180° C vorheizen. Eier trennen und Eiweiß mit einer Prise Salz und der halben Menge Zucker steif schlagen. Eigelb mit restlichem Zucker und Zitronenschale schaumig schlagen. Topfen, Milch und Mehl unterheben und cremig rühren. Den festen Schnee dazurühren. Die Masse in eine gebutterte, große Auflaufform füllen, Butterflöckchen darauf verteilen und ca. 45 Min. bei 180° C backen.

Für das Beerenkompott in einem kleinen Topf 100 ml Wasser mit 2 EL Honig erhitzen. 1 EL Stärke in etwas kaltem Wasser glattrühren und zum Honigwasser geben. Unter Rühren kurz köcheln lassen, dann die Beerenfrüchte unterheben und gut umrühren. Ein paar Minuten ziehen lassen und das Kompott mit dem Auflauf servieren.

SÜSSE QUARK-GRIESS-NOCKERLN

Zutaten für 2 Portionen:

Für die Nockerln:

- 250 g Topfen/Quark (10% F. i. T.)
- 50 g Zucker
- 1 Pkg. Vanillezucker
- Salz
- abgeriebene Schale von ½ Bio-Zitrone
- 1 Ei
- 25 g Maisstärke
- 1 TL Maisgrieß

Für die Erdbeersauce:

- 250 g Erdbeeren (frisch oder tiefgekühlt und aufgetaut)
- 1 EL Staubzucker/Puderzucker
- Zitronensaft

Zubereitung:

Topfen mit Zucker, Vanillezucker, 1 Prise Salz und Zitronenschale glatt verrühren. Ei dazugeben, Maisstärke und Maisgrieß untermengen. In einem großen Topf Wasser zum Sieden bringen und salzen. Mit 2 Esslöffeln kleine, längliche Nockerln abstechen und sofort in das Wasser geben. Nockerln bei fast geschlossenem Deckel 5 Min. garen.

Für die Sauce alle Zutaten gut mit einem Mixstab pürieren.

Die Nockerln zusammen mit der Erdbeersauce servieren.

HAUPTSPEISEN MIT FLEISCH

EINMACHHUHN

Zutaten für 4 Portionen:

- 60 g Karotten
- 60 g Knollensellerie
- 60 g Petersilienwurzel
- 60 g gelbe Rüben
- 500 g Hühnerfleisch
- Salz
- Lorbeerblatt
- Kümmel
- Muskatnuss (gemahlen)
- 3 EL Mehl
- 1 EL Butter
- 1 EL Petersilie (gehackt)

Zubereitung:

Gemüse putzen und in Stücke schneiden. Dann in einem Topf trocken anrösten, mit Wasser aufgießen und aufkochen lassen. Das Huhn und die Gewürze beifügen. Das Mehl fettfrei anrösten (linden); wenn es ausgekühlt ist, die Butter dazugeben und eine Butterkugel bilden. Wenn das Huhn gar ist, aus der Brühe nehmen, Haut und Knochen entfernen. Die Brühe abseihen und entfetten, dann die Butterkugel hineingeben und die Einmach gut verkochen lassen. Die Fleischstücke einlegen und abschmecken. Zum Schluss die gehackte Petersilie beifügen.

KALBSBUTTERSCHNITZEL

Zutaten für 2 Portionen:

- 1 Scheibe Weißbrot
- 250 g mageres Kalbsfaschiertes/Hackfleisch
- Petersilie (gehackt)
- 30 ml Schlagobers/Sahne
- 1 kleines Ei
- Salz
- Muskatnuss (gemahlen)
- 2 EL Rapsöl
- 1 TL glattes Mehl
- 50 ml Gemüsesuppe
- 1 EL kalte Butter
- 1 TL Sauerrahm/saure Sahne

Zubereitung:

Backofen auf 180° C vorheizen. Brot in Wasser einweichen, danach ausdrücken und durch ein Sieb drücken oder faschieren. Kalbfleisch mit Weißbrotmasse, Petersilie, Schlagobers und Ei gut verkneten und mit Salz und Muskat kräftig würzen. Fleischmasse vierteln und jede Portion zu einem etwa 4 cm dicken Laibchen formen. Öl in einer Pfanne erhitzen, Laibchen darin bei mittlerer Hitze auf beiden Seiten jeweils ca. 3 Min. goldgelb braten und dann in eine feuerfeste Form legen. Bratrückstand in der Pfanne mit 1 EL Mehl (in ein wenig Wasser gelöst) verrühren, einmal aufschäumen lassen. Mit Suppe aufgießen und ca. 3 Min. kochen. Laibchen mit dieser Sauce übergießen, Butterflocken daraufsetzen und im auf 180° C vorgeheizten Backofen auf mittlerer Schiene ca. 25 Min. braten. Zum Schluss Sauerrahm in die Sauce einrühren.

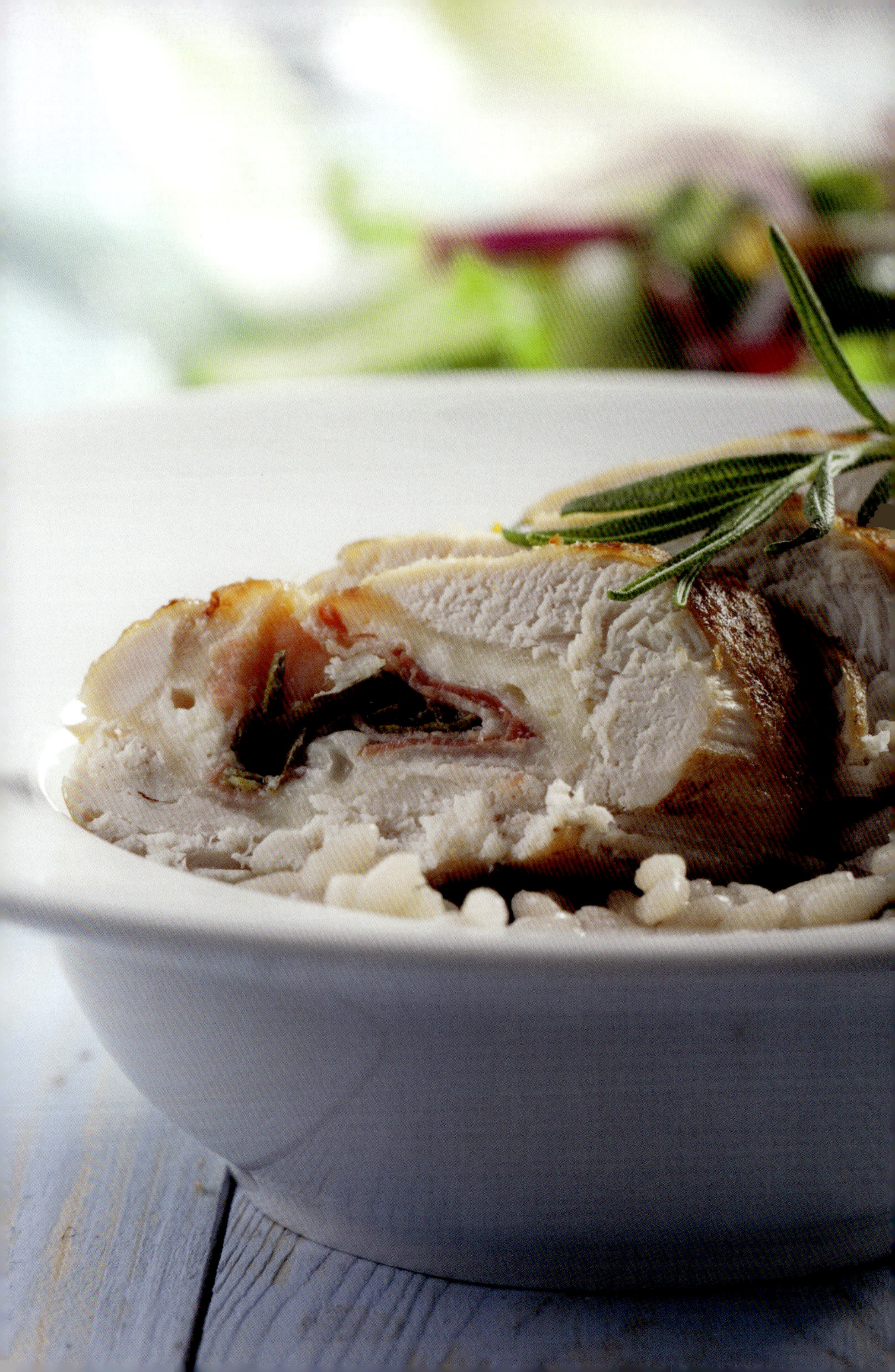

PUTENROULADEN

Zutaten für 2 Portionen:

- 2 Putenschnitzel (ca. 250 g)
- Salz
- 2 Scheiben Schinken (ca. 30 g)
- 2 Salbeiblätter
- 60 g Mozzarella
- 1 EL Rapsöl

Zubereitung:

Putenschnitzel kalt abspülen, trockentupfen und flachklopfen. Salzen und mit Schinken, Salbeiblättern und Mozzarellascheiben belegen. Einrollen und mit Spießen bzw. Zahnstochern feststecken. Die Rouladen von allen Seiten in etwas Öl nicht zu heiß anbraten, dann in eine feuerfeste Form geben und im Backofen bei 200° C in ca. 15–20 Min. fertigdünsten.

HAUPTSPEISEN MIT FISCH

SCHOLLENRÖLLCHEN IN DILLSAUCE

Zutaten für 2 Portionen:

- 2 Stück Schollenfilet (à ca. 150 g)
- 1 EL Zitronensaft
- Salz
- Muskatnuss (gemahlen)
- 2 EL Dill (gehackt)
- 1 Zucchini
- 200 ml Gemüsebrühe
- 50 ml Milch (1,5%)
- 1 EL glattes Mehl

Zubereitung:

Schollenfilets waschen, trockentupfen und dann der Länge nach halbieren. Mit Zitronensaft, Salz und Muskat von beiden Seiten würzen. 1 EL gehackten Dill auf den Schollenfilets verteilen. Zucchini putzen, längs in dünne Streifen schneiden und in einer Teflonpfanne ohne Fett kurz goldgelb anbraten. Dann auf die Fischfilets legen, alles aufrollen und mit Holzspießchen feststecken. Die Röllchen in einer Teflonpfanne kurz anbraten, dann mit 100 ml Gemüsebrühe aufgießen und bei mittlerer Hitze ca. 10 Min. kochen. Milch und 100 ml der Gemüsebrühe zum Kochen bringen. Mehl in etwas kaltes Wasser einrühren, dann in die Milch geben und auf kleiner Flamme 5 Min. leicht köcheln lassen. Die Sauce mit dem entstandenen Fischsud und dem gehackten Dill verrühren. Die Schollenröllchen mit der Sauce übergießen und servieren.

ROTBARSCHFILET IN KAROTTENSAUCE

Zutaten für 2 Portionen:

- 2 Rotbarschfilets (à ca. 150 g)
- Saft von ½ Zitrone
- 1 TL Olivenöl
- Salz
- Oregano
- 150 g Karotten
- 100 ml Gemüsebrühe
- 100 ml Milch
- 1 EL glattes Mehl
- 1 EL Petersilie (gehackt)

Zubereitung:

Rotbarschfilets waschen, trockentupfen, mit Zitronensaft würzen und auf eine mit Olivenöl eingefettete Alufolie legen. Mit Salz und Oregano bestreuen. Die Filets straff in die Folie wickeln und die Enden der Folie abdrehen. Im vorgeheizten Backofen 10–20 Min. bei 220° C garen. Karotten schälen und fein raspeln. Karotten und Gemüsebrühe in einem Topf zum Kochen bringen und zugedeckt 2 Min. kochen lassen. Das Mehl mit der Milch verrühren und damit die kochenden Karotten abbinden. Weitere 2 Min. köcheln lassen, dabei öfter umrühren, damit nichts am Topfboden ansetzt. Salzen und mit dem Mixstab fein pürieren.
Beim Anrichten zuerst die Karottensauce auf den Teller geben, das Fischfilet darauflegen und mit der gehackten Petersilie bestreuen. Mit Salzkartoffeln und einer Gemüsebeilage servieren.

SALAT- UND GEMÜSEBEILAGEN

ROTE-BETE-SALAT

Zutaten für 2 Portionen:

- 300 g rote Rüben/ rote Bete
- Salz
- Essig
- 1 TL Maiskeimöl
- Kümmel (gemahlen)
- ½ TL Kristallzucker

Zubereitung:

Rote Rüben waschen und in leicht gesalzenem Wasser kochen. Abseihen, auskühlen lassen und dann schälen. Zum Schluss feinblättrig schneiden. Eine Marinade aus Salz, Essig, Öl, Kümmel, Zucker und Wasser zubereiten, kurz aufkochen und noch heiß zu den roten Rüben geben. Zugedeckt ziehen lassen.

JUNGES KAROTTENGEMÜSE

Zutaten für 2 Portionen:

- 300 g junge Karotten
- 1 TL Butter
- 1 Prise Zucker
- etwas Salz
- 1 TL Zitronensaft
- etwas Petersilie (gehackt)

Zubereitung:

Junge Karotten mit einer Bürste gut putzen und in Scheiben schneiden. Etwas Wasser in einem Topf zum Kochen bringen, Karottenscheiben hineingeben und auf kleiner Flamme 10–15 Min. dünsten. Zum Schluss Butter hinzufügen, mit Zucker, Salz, Zitronensaft und Petersilie abschmecken.

SELLERIEPÜREE

Zutaten für 2 Portionen:

- 400 g Sellerie
- 300 g mehlige Kartoffeln
- Salz
- 2 EL Butter
- etwas Petersilie (gehackt)
- Zitronensaft

Zubereitung:

Sellerie und Kartoffeln schälen, würfelig schneiden und in Salzwasser weichkochen. Gemüse abseihen, Butter unterheben und mit einem Kartoffelstampfer gut stampfen oder kurz pürieren. Mit fein gehackter Petersilie und Zitronensaft abschmecken.

FENCHELGEMÜSE

Zutaten für 2 Portionen:

- 300 g Fenchelknollen
- 1 TL Butter
- 1 TL Mehl
- 125 ml Gemüsebrühe
- 50 ml Milch
- Salz
- Muskatnuss (gemahlen)
- 1 TL Petersilie (gehackt)

Zubereitung:

Fenchel putzen, halbieren, feinblättrig schneiden und in heißer Butter kurz andünsten. Mit Mehl stäuben, kurz umrühren und mit Gemüsebrühe aufgießen. Milch zugeben und Fenchel weichkochen. Mit Salz und Muskat abschmecken und vor dem Servieren mit der gehackten Petersilie bestreuen.

DESSERTS

QUARK-PFIRSICH-CREME

Zutaten für 1 Portion:

- 100 g Topfen/Quark (10% F. i. T.)
- 50 g Buttermilch
- 1 TL flüssiger Honig bzw. wenig flüssiger Süßstoff
- 50 g Pfirsich aus der Dose
- Zitronensaft

Zubereitung:

Topfen mit Buttermilch und Honig glattrühren. Pfirsich kleinwürfelig schneiden und unter die Topfenmasse rühren. Die Creme mit etwas Zitronensaft abschmecken.

BUTTERMILCHTERRINE

Zutaten für 10 Stück:

- 14 Blätter Gelatine
- 250 g Topfen/Quark (10% F. i. T.)
- 120 g Staubzucker/Puderzucker
- 1 Pkg. Vanillezucker
- 500 ml Buttermilch
- abgeriebene Schale von 1 Bio-Zitrone
- ausgepresster Saft von 1–2 Bio-Zitronen
- 200 ml Schlagobers/Sahne
- Marillen-/Aprikosenhälften aus der Dose

Zubereitung:

Gelatine in kaltem Wasser ca. 5 Min. einweichen. Topfen mit Staubzucker und Vanillezucker cremig rühren, Buttermilch und Zitronenschale dazugeben. Die gequollene Gelatine im erwärmten Zitronensaft auflösen und unter die Masse rühren. Obers schlagen und vorsichtig unter die Masse heben. Zum Schluss die kleinwürfelig geschnittenen Marillen unterheben. Eine Kastenbackform so mit Frischhaltefolie auslegen, dass alle Wände bedeckt sind. Die Masse einfüllen und im Kühlschrank fest werden lassen (mind. 2 Std.). Die fertige Buttermilchterrine aus der Form stürzen.

APFELBISKUIT

Zutaten für 8 Portionen:

3 Eier
100 g Zucker
100 g Mehl
abgeriebene Schale von ½ Bio-Zitrone
Zimt
1 TL Butter
1 TL Zitronensaft
500 g Äpfel

Zubereitung:

Backofen auf 150° C (Umluft 135° C) vorheizen. Die ganzen Eier zusammen mit dem Zucker schaumig schlagen. Nach und nach Mehl, Zitronenschale und Zimt untermengen. Äpfel waschen, Kerngehäuse herausschneiden, Äpfel in Würfel schneiden und in die mit Butter ausgefettete Kasserolle geben. Dann mit dem Zitronensaft beträufeln und mit etwas Zimt und Zucker bestreuen. Die Biskuitmasse darübergießen und im Backofen etwa 60 Min. langsam backen.

MANGELERNÄHRUNG

Tipps für energie- und eiweißreiche Ernährung

- Sie können mehrere kleine Mahlzeiten (6–8) über den Tag verteilt essen. Frühstücken Sie ausgiebig – erfahrungsgemäß toleriert der Körper am Morgen die größte Nahrungsmenge.
- Planen Sie häufig Zwischenmahlzeiten ein, z. B. Dessertjoghurt, Sauermilchgetränke, kleine Mehlspeisen, Müsli, Schokoriegel und Fruchtmüsliriegel mit Oblaten, Obst, frisches Kompott oder kleine belegte Brötchen, Trinknahrungen ...
- Halten Sie an einem Ort, an dem Sie öfter vorbeigehen, eine kleine Schale mit Nüssen, Trockenobst oder Knabbereien bereit. Das regt zum Hingreifen an.
- Sie sollten mindestens 2–3 EL Öl pro Tag verwenden. Vor allem pflanzliche Öle wie Raps-, Walnuss-, Soja- und Leinsamenöl sind zu bevorzugen. Verfeinern Sie Gerichte mit Butter oder Margarine, z. B. Reis, Nudeln, Gemüsebeilagen, Aufstriche.
- Cremesuppen, Saucen oder auch Desserts können mit Obers (Sahne), Rahm oder Crème fraîche abgeschmeckt werden.
- Gemüse- und Obstsäfte bringen zusätzliche Kalorien.

Tipp: Auch fruchtige Trinknahrung kann mit Wasser aufgespritzt werden und schmeckt gekühlt besonders frisch.

- Maltodextrin 6 ist ein nicht süß schmeckendes Kohlenhydratpulver aus der Apotheke und kann in alle (auch klare) Getränke und Speisen eingerührt werden (nicht für DiabetikerInnen und bei gestörter Glukosetoleranz geeignet!). Zur Eiweißanreicherung ist z. B. Protifar® oder Resource® instant protein und zur Energieanreicherung Fortimel® Pulver in der Apotheke erhältlich. Diese Module können zum Anreichern von Cremesuppen, Saucen, Desserts, Milchprodukten und -speisen verwendet werden.
- Zusätzlich helfen Trinknahrungen (Astronautenkost), den Ernährungszustand auf einfache Weise zu verbessern. Trinknahrungen sind im Supermarkt im Reformregal (all in®), in der Apotheke (all in®, Fortimel®, Fresubin®, Resource®) oder über die Firmen direkt (all in, Fresenius, Nestlé, Nutricia) erhältlich. Genießen Sie die Zusatznahrungen gekühlt und eventuell mit Wasser verdünnt. Produkte mit Kakao- oder Kaffeegeschmack kann man auch erwärmen und sozusagen als „Ersatz" für die richtigen Getränke verwenden. Die neutralen Geschmacksvarianten können zum Anreichern von Speisen verwendet werden und liefern Ihnen somit Kalorien, Eiweiß, Vitamine und Mineralstoffe.

Wichtig beim Erwärmen und Kochen von Trink- und Zusatznahrungen:

- Erst kurz vor dem Servieren zugeben oder nur mäßig erhitzen (ca. 60° C).
- Ideal: Machen Sie einen Temperaturausgleich oder lassen Sie die Speise kurz auskühlen. (Temperaturausgleich: Gießen Sie in ein separates Gefäß ca. einen Schöpfer der Speise und rühren Sie die Trink- oder Zusatznahrung langsam unter. Anschließend fügen Sie das Gemisch der Speise wieder bei.)

FRÜHSTÜCK

EIERAUFSTRICH

Zutaten:

- 4 Eier (hartgekocht)
- 1,5 EL Topfen/Quark 10% F. i. T.
- 1 TL Dijonsenf
- ½ TL edelsüßes Paprikapulver
- ¼ TL scharfes Paprikapulver
- 2 EL Schnittlauchröllchen
- Salz, Pfeffer

Zubereitung:

Eier schälen, in eine Schüssel geben und mit einer Gabel möglichst gut zerkleinern. Topfen und Senf unterheben, gut mit der Gabel verrühren. Paprikapulver und Schnittlauchröllchen untermengen, mit Pfeffer und Salz nach Geschmack würzen.

EI IM GLAS MIT FRÜHLINGSGEMÜSE

Zutaten für 2 Portionen:

- 2 große Eier
- ½ Salatgurke
- 1 große Tomate
- 30 g Radieschen
- 1 EL Schnittlauchröllchen
- 100 g Joghurt (3,5%)
- 1 EL Kresse
- Salz, Pfeffer
- 3 TL Butter
- 4 Scheiben Vollkornbrot

Zubereitung:

Die Eier in kochendem Wasser ca. 5 Min. kochen. In der Zwischenzeit Gurke, Tomate, Radieschen und Schnittlauch waschen. Gurke und Tomate in kleine Würfel, Radieschen in feine Streifen, Schnittlauch in kleine Röllchen schneiden. Gemüse mit Joghurt, Schnittlauchröllchen und Kresse verrühren, dann mit Salz und Pfeffer abschmecken. Die Eier aus dem Wasser nehmen, gleich aufschlagen, abschälen und in vorgewärmte Gläser fallen lassen. Jeweils 1 TL Butter in das Glas geben und die Eier vorsichtig durchrühren. Mit Salz und Pfeffer würzen. Dazu Butterbrot und Frühlingsgemüsemischung servieren.

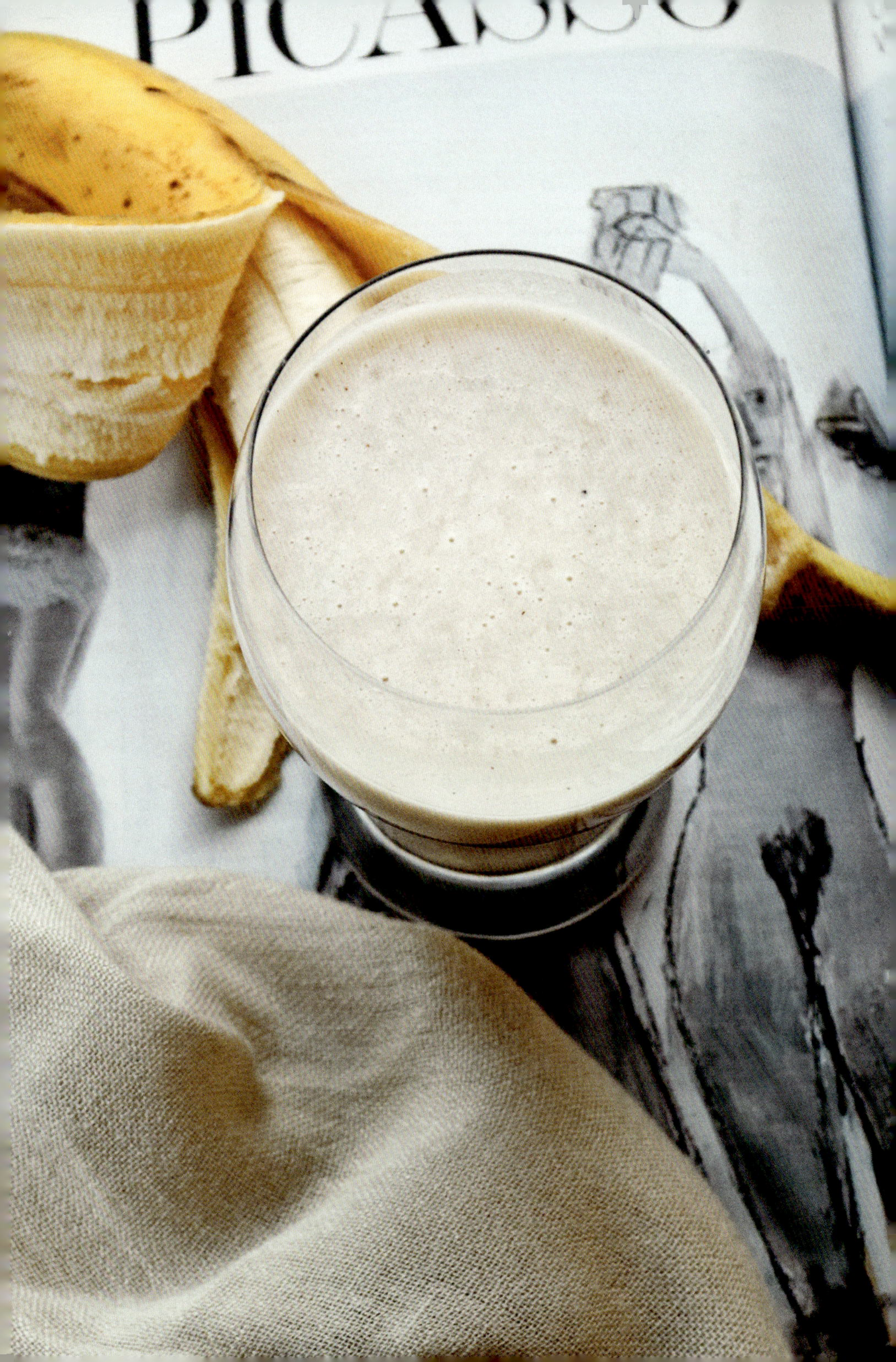
PICASSO

BANANENSHAKE

Zutaten für 1 Portion:

- 10 g schmelzende Haferflocken
- 1 Banane
- 150 ml Milch (3,5%)
- 1 TL Honig bzw. wenig Süßstoff
- 2 EL Schlagobers/Sahne
- 1 TL Leinöl

Zubereitung:

Haferflocken mit etwas kochendem Wasser (aus dem Wasserkocher) bedecken und kurz quellen lassen. Die Banane mit der Hälfte der Milch pürieren, die Haferflocken unterrühren. Mit Honig süßen. Mit der restlichen Milch, Schlagobers und Leinöl aufgießen und nochmals kräftig durchmixen.

BUTTERMILCH-VOLLKORN-PANCAKES

Zutaten für 3 Portionen (6 Pancakes):

- 250 g gemischte Beeren (frisch oder tiefgekühlt)
- 1 TL Butter
- 70 g glattes Mehl
- 65 g Weizenvollkornmehl
- 1 TL Backpulver
- 250 ml Buttermilch
- Salz
- 1 Ei
- 250 g Topfen/Quark (40% F. i. T.)
- Schale und Saft von ½ Bio-Zitrone
- 2 EL Honig bzw. Ahornsirup
- 2 EL Rapsöl zum Backen

Zubereitung:

Frische Beeren verlesen, waschen, putzen und gut abtropfen lassen bzw. tiefgekühlte Beeren auftauen lassen. Butter auf kleiner Flamme zerlassen und etwas abkühlen lassen. Beide Mehlsorten mit Backpulver vermischen. Flüssige Butter, Buttermilch, 1 Prise Salz und Ei mit dem Handmixer in einer Rührschüssel gut verrühren. Mehlmischung nach und nach dazugeben und mit einem Schneebesen oder einem Handrührgerät glatt verquirlen. Etwa 10 Min. quellen lassen. Topfen, ca. 2 EL Zitronensaft und Honig verrühren, anschließend abschmecken. Etwas Öl in einer großen, beschichteten Pfanne erhitzen. Pro Pancake jeweils 1 kleinen Schöpfer Teig ins heiße Fett geben. Bei mittlerer Hitze ca. 2–3 Min. backen. Danach vorsichtig wenden und weitere 1–2 Min. backen. Pancakes aus der Pfanne nehmen und zugedeckt kurz beiseitestellen. Fertiggebackene Pancakes mit Beeren und Topfen servieren.

BIRCHERMÜSLI

Zutaten für 2 Portionen:

- 200 ml Milch (3,5%)
- 2 EL ungeschwefelte Rosinen
- 2 EL Rohrzucker
- 150 g Joghurt (3,5%)
- 4 EL Haferflocken
- 100 g rote Trauben
- 1 Banane
- Saft von ½ Zitrone

Zubereitung:

Milch, Rosinen, Rohrzucker, Joghurt und Haferflocken in einem Topf vermengen und zugedeckt über Nacht stehen lassen. Am nächsten Tag Trauben, die in Scheiben geschnittene Banane sowie den Zitronensaft hinzufügen, gut umrühren und das Müsli auf Tellern anrichten.

KLEINE SPEISEN

AVOCADO-HÜTTENKÄSE

Zutaten für 2 Portionen:

- 1 Ei
- 1 große, reife Avocado
- 1 Becher Hüttenkäse (200 g)
- Salz
- Currygewürz

Zubereitung:

Ei hartkochen, noch warm schälen und kleinhacken. Avocado halbieren, Kern entfernen und das Fruchtfleisch mit einem Löffel aus der Schale lösen. Mit einer Gabel zerdrücken, zusammen mit dem Ei unter den Hüttenkäse geben und mit Salz und Curry abschmecken. Zu Brot, Gebäck oder Gemüsesticks servieren.

ITALIENISCHER NUDELSALAT

Zutaten für 2 Portionen:

- 100 g Vollkornnudeln
- 1 gelbe Paprikaschote
- 1 rote Paprikaschote
- 1 große Tomate
- 1 Schalotte
- 2 Scheiben Gouda (60 g)
- 4 EL Balsamicoessig
- 2 EL Olivenöl
- Salz, Pfeffer
- ½ Bund Basilikum

Zubereitung:

Nudeln in gesalzenem Wasser al dente (bissfest) kochen, dann abgießen und mit kaltem Wasser abschrecken. Paprikaschoten und Tomate in kleine Stücke schneiden. Schalotten schälen und feinwürfelig schneiden. Käse in feine Streifen schneiden. Aus Essig, Öl, Salz und Pfeffer eine Salatmarinade herstellen. Basilikum fein hacken, Nudeln, Gemüse und Käse mit der Marinade und dem Basilikum vermengen und mind. 2 Std. ziehen lassen. In kleinen Schälchen anrichten, mit Basilikumblättern garnieren und servieren.

OBST-BRIE-SALAT

Zutaten für 2 Portionen:

- 2 EL Sauerrahm/saure Sahne
- Saft von ½ Orange
- 1 TL Honig
- ½ TL Currypulver
- 1 Msp. Zimtpulver
- 100 g Brie
- 1 kleiner Apfel
- 1 kleine Birne
- 50 g Mandarinen aus der Dose
- 50 g Weintrauben
- 1 EL Walnüsse (gehackt)

Zubereitung:

Sauerrahm mit Orangensaft und Honig gut verrühren. Mit Currypulver und Zimt abschmecken. Brie in mundgerechte Stücke teilen. Apfel und Birne waschen, vom Kerngehäuse befreien und in schmale Spalten schneiden. Mandarinen abtropfen lassen. Weintrauben waschen, halbieren, eventuelle Kerne entfernen. Obst auf den Tellern anrichten und mit Walnüssen bestreuen. Brie darüber verteilen, mit dem Sauerrahmdressing übergießen und servieren.

PFIRSICHSHAKE

Zutaten für 2 Portionen:

- 1 reifer Pfirsich
- 150 g Joghurt (3,5%)
- 1 EL Limettensaft
- 1 EL Mandeln (gerieben)
- 50 ml Mineralwasser
- 1 TL Honig oder etwas flüssiger Süßstoff

Zubereitung:

Pfirsich waschen, halbieren, entkernen, bei Bedarf schälen und in grobe Würfel schneiden. Fruchtfleisch zusammen mit allen anderen Zutaten mit dem Mixstab zu einem cremigen Shake pürieren. Kalt in Gläsern servieren.

SUPPEN

AVOCADOCREMESUPPE

Zutaten für 2 Portionen:

- 100 g Knollensellerie
- 1 EL glattes Mehl
- 1 TL Butter
- 500 ml Gemüsebrühe
- 1 reife Avocado
- 1 EL Zitronensaft
- Schale von ½ Bio-Zitrone
- 2 EL Crème fraîche
- Salz, Pfeffer
- 1 EL frische Petersilie (gehackt)

Zubereitung:
Sellerie schälen und in feine Streifen schneiden. Mehl in heißer Butter kurz anrösten, mit der Gemüsebrühe aufgießen und glattrühren. Selleriestreifen untermengen und unter Rühren ca. 3 Min. köcheln lassen. Die Suppe auskühlen lassen. Avocado schälen, halbieren, Stein entfernen und das Fruchtfleisch mit Zitronensaft, Zitronenschale und Crème fraîche glattrühren. Anschließend in die Suppe einrühren und diese auf Esstemperatur erwärmen. Mit Salz und Pfeffer abschmecken und vor dem Servieren mit gehackter Petersilie bestreuen.

WÄRMENDE KARTOFFELSUPPE

Zutaten für 4 Portionen:

- 400 g Kartoffeln
- 200 g Lauch
- 1 EL Rapsöl
- 800 ml Gemüsebrühe
- 2 rote Äpfel
- 1 EL Butter
- Salz, Pfeffer
- 50 g frischer Kren/Meerrettich
- 1 Prise Muskatnuss (gemahlen)
- ½ Bund Majoran
- 2 EL Schlagobers/Sahne

Zubereitung:
Kartoffeln schälen und würfeln. Lauch putzen, waschen und in Ringe schneiden. Kartoffeln und Lauch in Rapsöl andünsten und mit der Gemüsebrühe aufgießen. Zugedeckt 15–20 Min. garen. Äpfel ungeschält würfeln und in 1 EL Butter glasig dünsten, anschließend mit Salz und Pfeffer würzen. Kren schälen und fein reiben. Die Suppe mit einem Mixstab fein pürieren, dann mit Salz, Pfeffer, Muskat und Majoran würzen. Die gewürfelten Äpfel und die Hälfte des Krens in die Suppe geben und alles nochmals aufkochen. Obers nicht ganz steif schlagen und in die Suppe rühren. Mit dem restlichen Kren und einigen Majoranblättern garnieren und servieren.

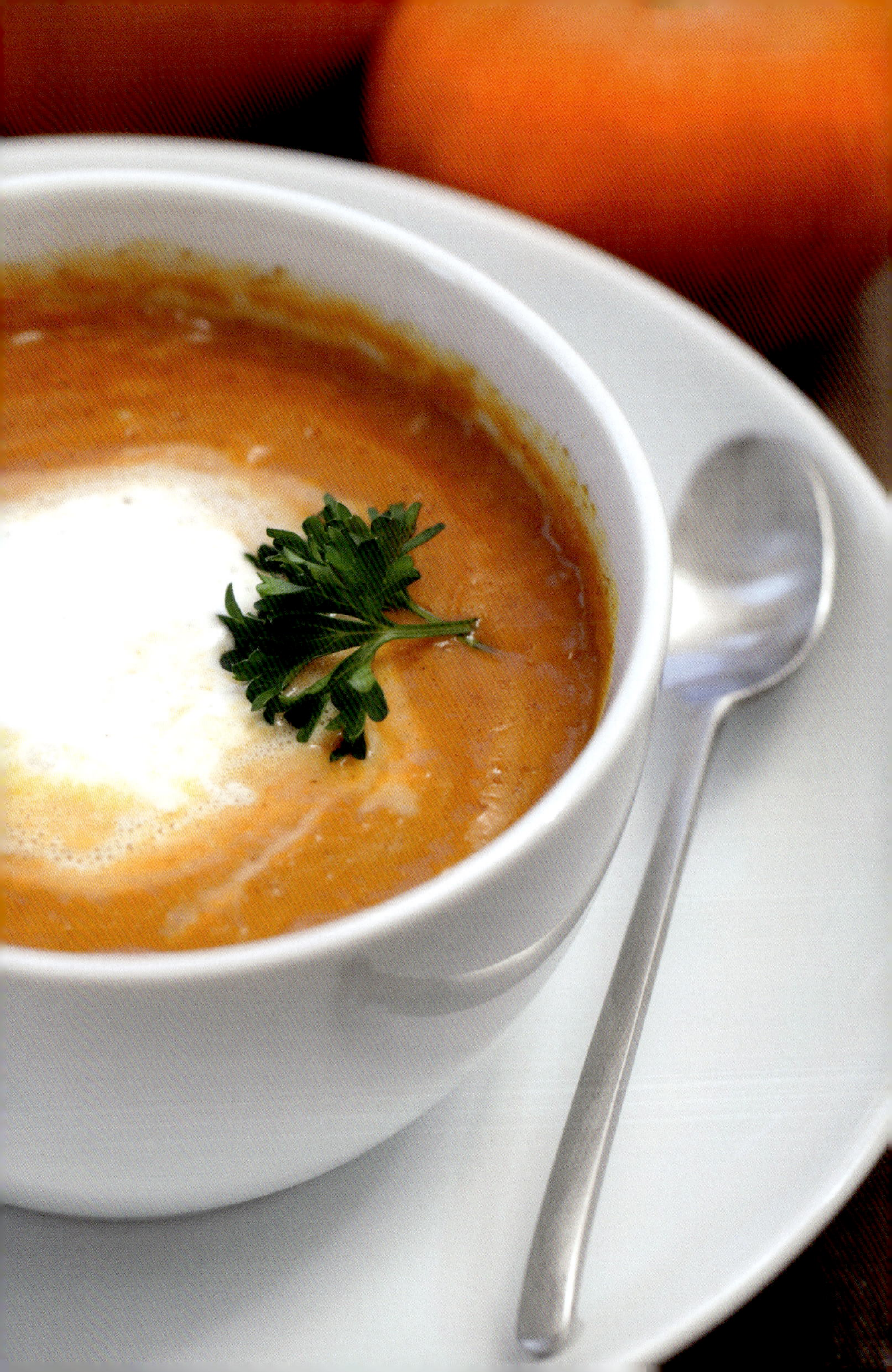

KÜRBISCREMESUPPE

Zutaten für 4 Portionen:

- 500 g Kürbis
- 100 g Suppengemüse
- 2 EL Rapsöl
- 1 EL glattes Mehl
- 600 ml Rindsuppe
- 50 ml Schlagobers/Sahne
- 1 Prise Muskatnuss (gemahlen)
- Salz, weißer Pfeffer
- 3 EL Crème fraîche
- 2 EL Kürbiskerne
- 2 EL Kürbiskernöl

Zubereitung:

Kürbis entkernen und schälen, in grobe Würfel schneiden. Suppengrün waschen, putzen und ebenfalls würfelig schneiden. Das Suppengemüse im heißen Öl anschwitzen, Kürbiswürfel beigeben und kurz andämpfen. Mit Mehl stäuben und durchrühren. Mit Suppe und Obers auffüllen, Gewürze beigeben und durchkochen, bis der Kürbis weich ist. Kürbiskerne trocken anrösten. Suppe mit dem Mixstab fein mixen, Konsistenz nach Belieben mit Wasser regulieren. Crème fraîche unterrühren und die Suppe eventuell nachwürzen. Je nach Geschmack etwas Kürbiskernöl auf die Oberfläche träufeln und die Suppe mit Kürbiskernen bestreut servieren.

ELSASS-LOTHRINGER-SUPPE

Zutaten für 4 Portionen:

- 100 g Linsen aus der Dose
- 1 Zwiebel
- 2 EL Rapsöl
- 2 EL glattes Mehl
- 1 l Gemüsebrühe
- 1 Lorbeerblatt
- 300 g Kartoffeln
- 100 g Schinken
- Salz, Pfeffer
- 1 EL Petersilie (gehackt)

Zubereitung:

Linsen waschen. Zwiebel schälen, kleinwürfelig schneiden, in Öl anschwitzen, mit Mehl stäuben und kurz anschwitzen. Mit der Gemüsebrühe aufgießen und Lorbeerblatt hinzufügen. Kartoffeln schälen, würfeln und zu den Zwiebeln geben, alles würzen und kochen lassen, bis die Kartoffeln weich sind. Gekochte Linsen und würfelig geschnittenen Schinken in die Suppe geben. Kurz aufkochen lassen, die Suppe mit Salz und Pfeffer abschmecken und beim Servieren mit gehackter Petersilie bestreuen.

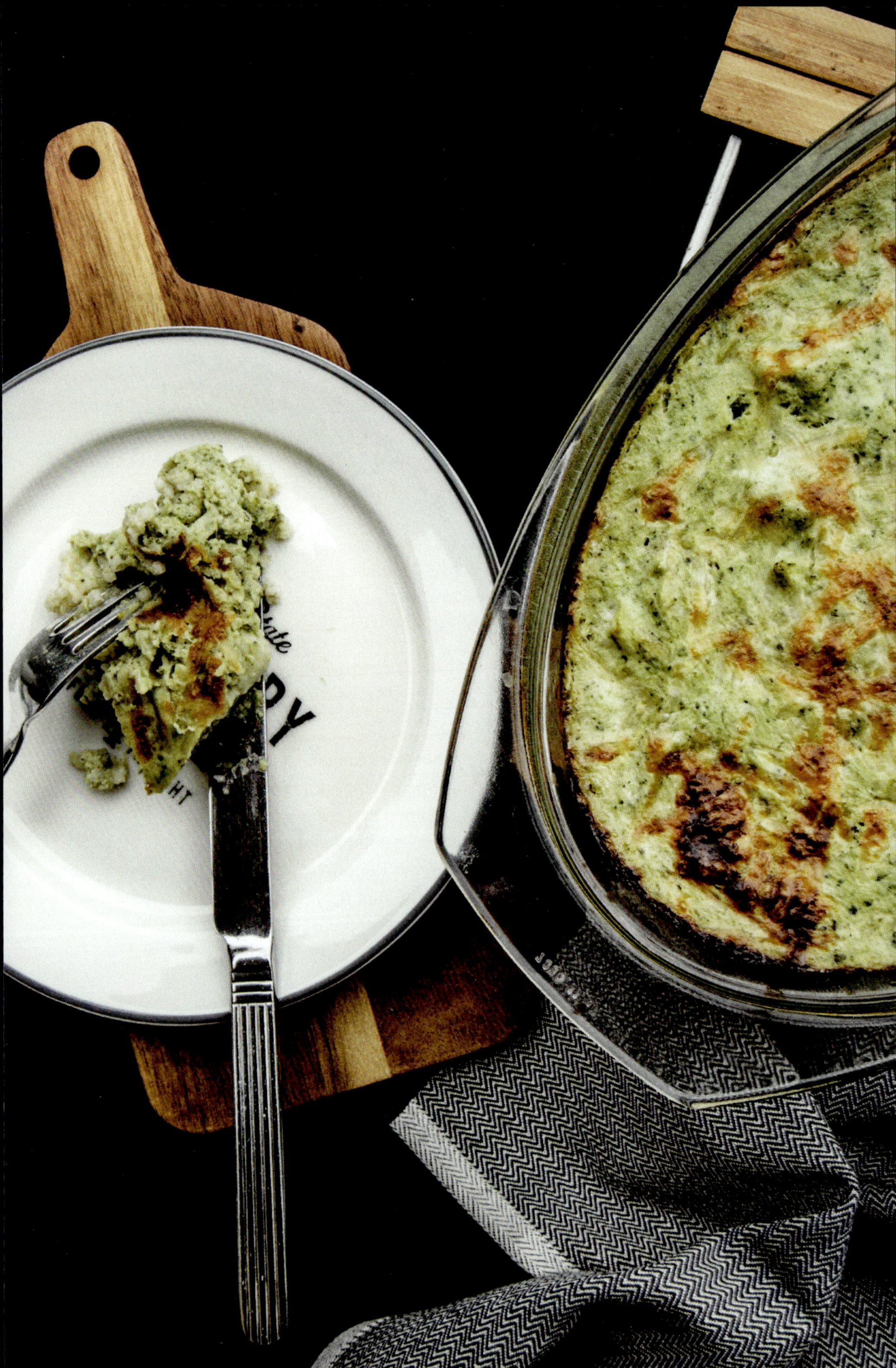

VEGETARISCHE HAUPTSPEISEN

BROKKOLI-NUDEL-AUFLAUF

Zutaten für 2 Portionen:

- 150 g Nudeln, z. B. Penne
- 500 g Brokkoli
- 1 EL Butter
- 2 EL Mehl
- 250 ml Milch (3,5%)
- 1 TL Gemüsebrühe (Pulver)
- 1 großes Ei
- 30 g Parmesan (gerieben)
- Salz
- Muskatnuss (gemahlen)
- 1 TL Kräutermischung
- 1 EL Sesamsamen

Zubereitung:

Nudeln nach Packungsanweisung bissfest kochen. Brokkoli putzen, den Strunk entfernen und in Röschen zerteilen. Béchamelsauce zubereiten: Butter zerlassen, Mehl dazugeben, leicht aufschäumen lassen und anschließend schrittweise mit Milch aufgießen. Das Ganze 5 Min. unter ständigem Rühren köcheln lassen, dann das Gemüsebrühepulver hineingeben. In die abgekühlte Béchamelsauce das Ei und einen Teil des Parmesans einrühren und mit Salz, Kräutern und Muskat abschmecken.

Die Brokkoliröschen in Salzwasser kurz bissfest dünsten, zusammen mit den abgetropften Nudeln in eine Auflaufform schichten und die vorbereitete Sauce darübergießen. Mit dem restlichen Parmesan und Sesam bestreuen und bei 180° C etwa 30 Min. backen. Auflauf aus dem Backofen nehmen, kurz abkühlen lassen, dann in gleichmäßige Stücke teilen und servieren.

KÄSE-KARTOFFEL-OMELETT

Zutaten für 1 Portion:

- 2 mittelgroße Kartoffeln
- 1 Knoblauchzehe
- 1 Schalotte
- 2 Scheiben Emmentaler Käse
- 1 EL Butter
- Salz, Pfeffer
- 2 Eier
- 1 EL frische Petersilie (gehackt)

Zubereitung:

Kartoffeln in der Schale kochen, abkühlen lassen, schälen und kleinwürfelig schneiden. Knoblauch und Schalotte schälen und fein hacken, Emmentaler in kleine Würfel schneiden. Backofen auf 220° C vorheizen. Schalotte und Kartoffelwürfel in einer Pfanne in heißer Butter anbraten, Knoblauch beifügen, kurz mitrösten und dann mit Salz und Pfeffer würzen. Eier versprudeln, salzen, Emmentaler-Würfel untermengen und die Masse über die Kartoffeln gießen. Hitze etwas reduzieren und Omelett kurz backen, dann im Backofen einige Min. fertig backen. Vor dem Servieren zusammenklappen und mit gehackter Petersilie bestreuen.

KÄSENOCKERLN

Zutaten für 2 Portionen:

- 2 Eier
- 1 EL Butter
- 150 g Topfen/Quark (10% F. i. T.)
- Salz, Pfeffer
- Muskatnuss (gemahlen)
- 170 g Mehl
- 120 ml Milch (3,5%)
- 2 EL Butter zum Schwenken
- 70 g Edamer Käse (gerieben)

Zubereitung:

Eier trennen. Butter schaumig rühren, dann Eigelb hinzufügen und weiterrühren. Topfen und eine kleine Prise Gewürze unterrühren. Eiweiß steif schlagen, dann Mehl, Milch und Eischnee abwechselnd zum Abtrieb geben. Nach und nach so viel Milch hinzufügen, dass ein mittelfester Teig entsteht. Mit einem Teelöffel Nockerln ausstechen und im Salzwasser kochen, dann abseihen. Anschließend in einer Pfanne Butter zerlassen und die Nockerln zufügen. Mit geriebenem Käse bestreuen und kurz anrösten lassen. Dann servieren.

SÜSSE HAUPTSPEISEN

UNGARISCHE REISNOCKERLN

Zutaten für 2 Portionen:

Für die Nockerln:

- 500 ml Milch (3,5%)
- 120 ml Schlagobers/Sahne
- 20 g Butter
- Salz
- 120 g Rundkornreis
- 1 großes Ei
- 25 g griffiges Mehl

Für die Vanillesauce:

- 125 ml Milch (3,5%)
- 15 g Vanillepuddingpulver
- 125 ml Schlagobers/Sahne
- 25 g Kristallzucker

Zubereitung:

Milch mit Schlagobers, Butter und etwas Salz zum Kochen bringen. Den gewaschenen Reis dazugeben und bei geringer Hitze unter ständigem Rühren quellen lassen, dann vom Herd nehmen und auskühlen lassen. Nach und nach die Eier dazugeben und gut mit dem Mehl vermengen. Mithilfe von 2 Esslöffeln nicht zu große Nockerln abstechen und diese in leicht gesalzenem, siedendem Wasser garziehen lassen. In ein Sieb abgießen und mit Vanillesauce oder heißen Himbeeren servieren.

Für die Vanillesauce 3 EL kalte Milch gut mit dem Puddingpulver verrühren. Die restliche Milch mit Schlagobers und Zucker aufkochen, Puddingpulvermischung einrühren, nochmals aufwallen lassen und bei schwacher Hitze unter ständigem Rühren kurz köcheln lassen.

SÜSSER NEKTARINEN-RISOTTO

Zutaten für 2 Portionen:

- 1 Vanilleschote
- 1 EL Rohrzucker
- 500 ml Milch (3,5%)
- 125 g Rundkornreis
- 3 Nektarinen
- 1 EL Butter
- 1 Orange
- 1 EL flüssiger Honig
- 2 EL Joghurt (3,5%)

Zubereitung:

Vanilleschote längs aufschneiden, das Mark mit einem Messerrücken herauskratzen und mit dem Zucker in der Milch aufkochen. Reis einstreuen und bei kleiner Hitze 25–30 Min. köcheln lassen, dabei immer wieder umrühren. Die Nektarinen waschen, schälen, halbieren und die Steine entfernen. In Spalten schneiden und in heißer Butter kurz andünsten. Orange auspressen, Orangensaft mit Honig vermischen und über die Nektarinen geben. Kurz weiterdünsten lassen, dann vom Herd nehmen. Das Joghurt unter den Risotto geben und auf Tellern anrichten. Früchte dazu anrichten und servieren.

HAUPTSPEISEN MIT FLEISCH

HACKFLEISCH-LAIBCHEN MIT FETA

Zutaten für 2 Portionen:

- 100 g Feta
- 200 g gemischtes Faschiertes/Hackfleisch
- 1 kleines Ei
- 1 EL tiefgekühlte Kräutermischung
- 3 EL Semmelbrösel/Paniermehl
- ½ TL Salz
- 2 EL Rapsöl

Zubereitung:

Feta abtropfen lassen und in kleine Würfel schneiden. Faschiertes mit Ei, Kräutern, Semmelbröseln, Salz und Fetawürfeln verkneten. Hände anfeuchten und aus der Masse vier Laibchen formen. Diese bei mittlerer Hitze auf beiden Seiten in Rapsöl je 5 Min. anbraten.

Tipp: Mit Kartoffeln bzw. Kartoffelpüree und Gemüsebeilage servieren.

ÜBERBACKENES SCHWEINEFILET

Zutaten für 2 Portionen:

- 4 Schweinefilets (250 g)
- Salz
- 1 EL glattes Mehl
- 1 EL Rapsöl
- 4 Scheiben Schinken (60 g)
- 4 Scheiben Butterkäse (80 g)
- 1 TL Kümmel (gemahlen)
- 100 ml Wasser
- 1 EL Butter

Zubereitung:

Fleisch kalt abspülen, trockentupfen und nicht zu dünn klopfen. Salzen und mit einer Seite in Mehl tauchen. Öl in der Pfanne erhitzen, Fleisch mit der bemehlten Seite braun anbraten, dann kurz wenden. Aus der Pfanne nehmen und auf ein gebuttertes Backblech legen. Jedes Filet auf der nicht bemehlten Seite mit Schinken und Butterkäse belegen, mit Kümmel bestreuen und bei starker Oberhitze im Backofen überbacken. Bratensatz mit Mehl stäuben, kurz durchrösten, mit Wasser aufgießen, kurz aufkochen lassen und abschmecken. Butter einrühren und die Sauce mit den Filets servieren.

Tipp: Spätzle und Vogerlsalat (Feldsalat) eignen sich als Beilagen zu diesem Gericht.

KALBSSCHNITZEL MIT BUNTEM GEMÜSE

Zutaten für 2 Portionen:

2 Kohlrabi
3 Karotten
2 EL Butter
50 ml Gemüsebrühe
50 ml Schlagobers/Sahne
Salz, Pfeffer
1 TL glattes Mehl
2 Kalbsschnitzel (à 120 g)
3 EL Haselnüsse (fein gerieben)
1 EL frische Petersilie (gehackt)
1 kleines Ei
2 EL glattes Weizenmehl
3 EL Rapsöl

Zubereitung:

Kohlrabi und Karotten schälen und feinblättrig schneiden. In einem Topf in heißer Butter andünsten und mit Gemüsebrühe und Sahne aufgießen. Bei mittlerer Hitze ca. 7 Min. dünsten, dann mit Salz und Pfeffer würzen, mit 1 TL Mehl stäuben und kurz köcheln lassen. Kalbsschnitzel waschen, trockentupfen und jeweils in 2 Stücke schneiden. Auf beiden Seiten salzen und pfeffern. Geriebene Nüsse mit Petersilie vermischen, Ei in einem Teller verquirlen. Schnitzel zuerst in Mehl wenden, dann durch das Ei ziehen und anschließend mit der Nussmischung panieren. Im heißen Rapsöl bei mittlerer Hitze von jeder Seite ca. 1 Min. braten.

Tipp: Mit Gemüsebeilage und Reis oder Kartoffeln servieren.

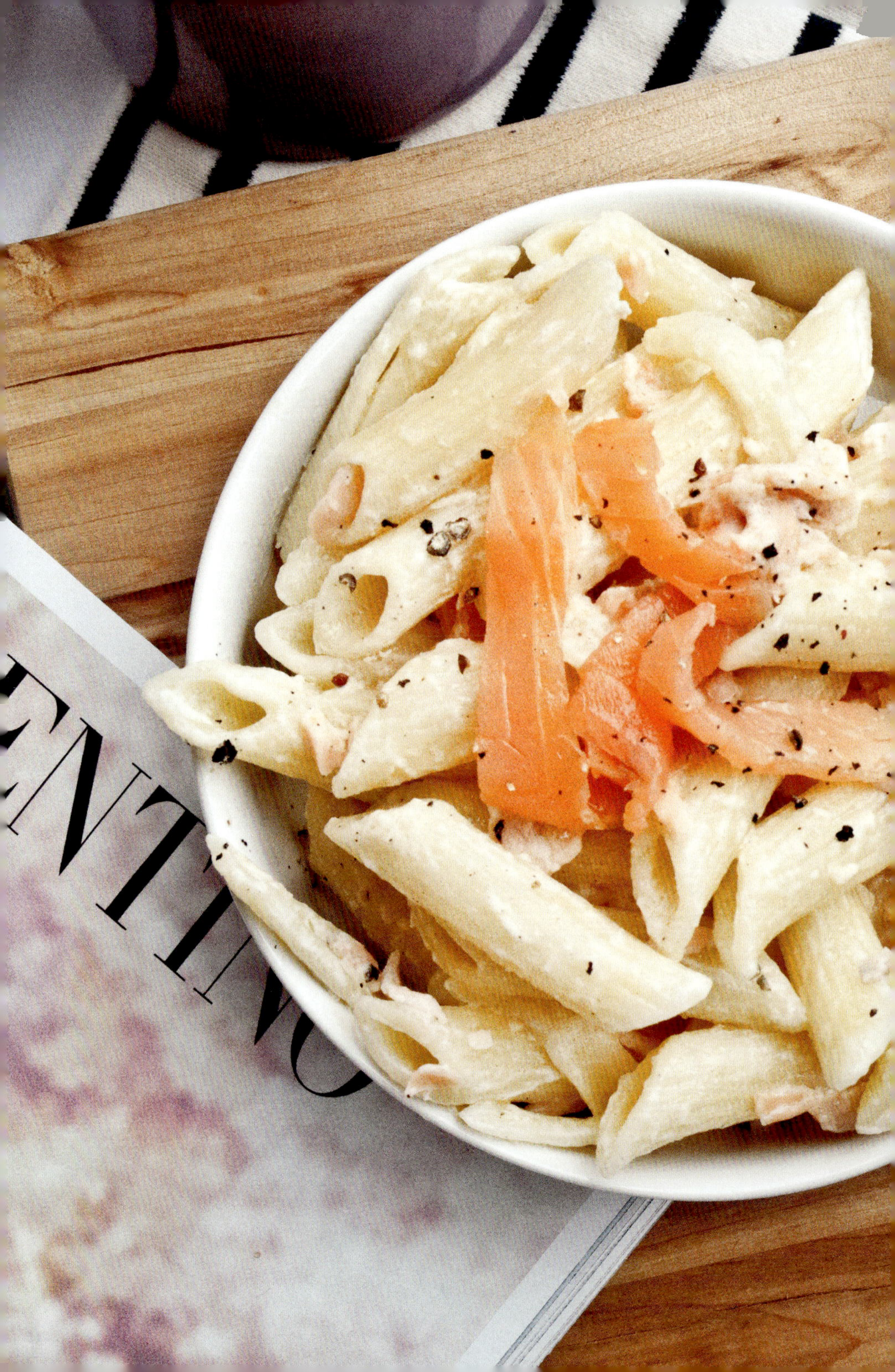

HAUPTSPEISEN MIT FISCH

PENNE MIT RÄUCHERLACHS

Zutaten für 2 Portionen:

- 300 g tiefgekühlter Blattspinat
- 180 g Penne
- 100 g Feta
- 1 Zwiebel
- 1 Knoblauchzehe
- 2 EL Olivenöl
- Salz, Pfeffer
- 1 TL Oregano
- 6 EL Schlagobers/Sahne
- 60 g Tomaten
- 200 g Räucherlachs

Zubereitung:

Den Spinat in einem Sieb auftauen lassen (etwa 2 Std.). Penne in reichlich Salzwasser bissfest garen, dann abgießen und abtropfen lassen. In der Zwischenzeit Feta in kleine Stücke krümeln, Zwiebel und Knoblauch schälen und fein würfeln. Öl in einer Pfanne erhitzen, Zwiebel und Knoblauch darin 5 Min. andünsten, aufgetauten Spinat beifügen und weiter mitdünsten. Mit Salz, Oregano und Pfeffer würzen. Mit etwas Wasser aufgießen und Feta zugeben. Schlagobers unterrühren, kurz aufkochen und ca. 5 Min. bei geringer Hitze köcheln lassen. Tomaten in kleine Würfel schneiden und beifügen. Bei Bedarf etwas Wasser nachgießen. Räucherlachs in mundgerechte Stücke schneiden und kurz mitdünsten lassen. Mit Penne servieren.

FISCHFILET MIT MANDELHAUBE

Zutaten für 2 Portionen:

- 2 Kabeljaufilets (à 150 g)
- Salz, Pfeffer
- 1 EL Zitronensaft
- 1 EL Butter
- 4 EL Mandeln (gemahlen)
- 50 ml Orangensaft
- 1 Stange Lauch
- 2 EL Rapsöl
- 400 g Kartoffeln
- 1 EL Butter
- 1 EL frische Petersilie (gehackt)

Zubereitung:

Den Backofen auf 200 °C vorheizen. Die Fischfilets waschen, trockentupfen, dann salzen, pfeffern und mit Zitronensaft beträufeln. Butter in einem kleinen Topf zerlassen, mit gemahlenen Mandeln vermischen und ca. 1 EL Orangensaft unterrühren. Lauch putzen, in feine Ringe schneiden und im Rapsöl leicht anbraten, danach mit dem restlichen Orangensaft ablöschen. In eine feuerfeste Auflaufform geben, die Fischfilets darauflegen und mit der Mandelmasse bestreichen. Bei Ober- und Unterhitze 20–25 Min. backen. Kartoffeln schälen und in wenig Salzwasser kochen. Nach dem Abseihen in 1 TL Butter sowie fein gehackter Petersilie wenden. Zum Fisch servieren.

Tipp: Gedünstetes Mischgemüse (aus Erbsen, Karotten und Mais) kann als Beilage gereicht werden.

SALAT- UND GEMÜSEBEILAGEN

BLUMENKOHL IN KÄSESAUCE

Zutaten für 2 Portionen:

- ½ großer Kopf Karfiol/Blumenkohl
- 300 ml Milch (3,5%)
- 1 Schalotte
- 1 EL Butter
- 1 EL glattes Mehl
- Salz, weißer Pfeffer
- 1 Msp. Cayennepfeffer
- 1 Msp. Muskatnuss (gemahlen)
- 2 EL Schlagobers/Sahne
- 1 EL Butterflöckchen
- 30 g Emmentaler Käse (gerieben)

Zubereitung:

Karfiol putzen, waschen und für 30 Min. mit dem Strunk nach oben in Salzwasser legen (damit eventuelle Raupen entfernt werden können). Milch mit frischem Salzwasser aufkochen, Karfiol darin nicht zu weich kochen. Schalotte fein hacken. Butter in einem Topf zerlassen, Mehl und Schalotte vorsichtig hinzugeben und verrühren, nach und nach mit Gemüsesud aufgießen und mit Gewürzen abschmecken. Bei schwacher Hitze 10–15 Min. köcheln lassen, dabei immer wieder mit dem Schneebesen umrühren. Obers, Butterflöckchen und geriebenen Käse untermengen und die Sauce über den Karfiol gießen.

LAUCHSALAT MIT MAIS

Zutaten für 2 Portionen:

- 1 Stange Lauch
- 1 großer Apfel
- 1 Dose Mais (Abtropfgewicht ca. 280 g)
- 100 g Sauerrahm/saure Sahne
- 150 g Joghurt (3,5%)
- Saft von 1 Zitrone
- 1 Spritzer Essig
- Salz, Pfeffer

Zubereitung:

Lauch waschen, in feine Ringe schneiden und kurz in kochendem Wasser blanchieren. Apfel vierteln, vom Kerngehäuse befreien, quer in dünne Scheiben schneiden und mit dem abgetropften Mais zum Lauch geben. Aus Sauerrahm, Joghurt, Zitronensaft und Essig ein Dressing bereiten, mit Salz und Pfeffer abschmecken. Alles vermischen und den Salat gut durchziehen lassen.

SELLERIE-APFEL-SALAT

Zutaten für 2 Portionen:

- ½ Sellerieknolle
- 1 großer Apfel
- 50 g Schafskäse
- 2 EL Haselnüsse (gerieben)
- 2 EL Leinöl
- Salz

Zubereitung:

Sellerie schälen und kleinwürfelig schneiden, kurz im kochenden Wasser blanchieren, dann abtropfen und abkühlen lassen. Apfel entkernen und in kleine Würfel schneiden. Schafskäse würfeln, dann mit Sellerie, Apfelwürfeln, Nüssen und Öl vermischen. Etwas ziehen lassen und mit Salz abschmecken.

FENCHEL-ORANGEN-SALAT

Zutaten für 2 Portionen:

- 1 Fenchelknolle
- 1 Orange
- 100 g Joghurt (3,5%)
- 50 g Sauerrahm/saure Sahne
- 1 TL Zitronensaft
- 2 EL Maiskeimöl
- Salz
- 1 EL Walnüsse (gehackt)

Zubereitung:

Fenchel putzen, vierteln und in dünne Streifen schneiden. Kurz mit heißem Wasser überbrühen, abgießen und danach abkühlen lassen. Orange schälen, filetieren, in Würfel schneiden und mit dem Fenchel vermischen. Joghurt mit Sauerrahm, Zitronensaft und Öl verrühren, mit Salz abschmecken und über das Orangen-Fenchel-Gemisch gießen. Ziehen lassen und mit gehackten Nüssen bestreuen.

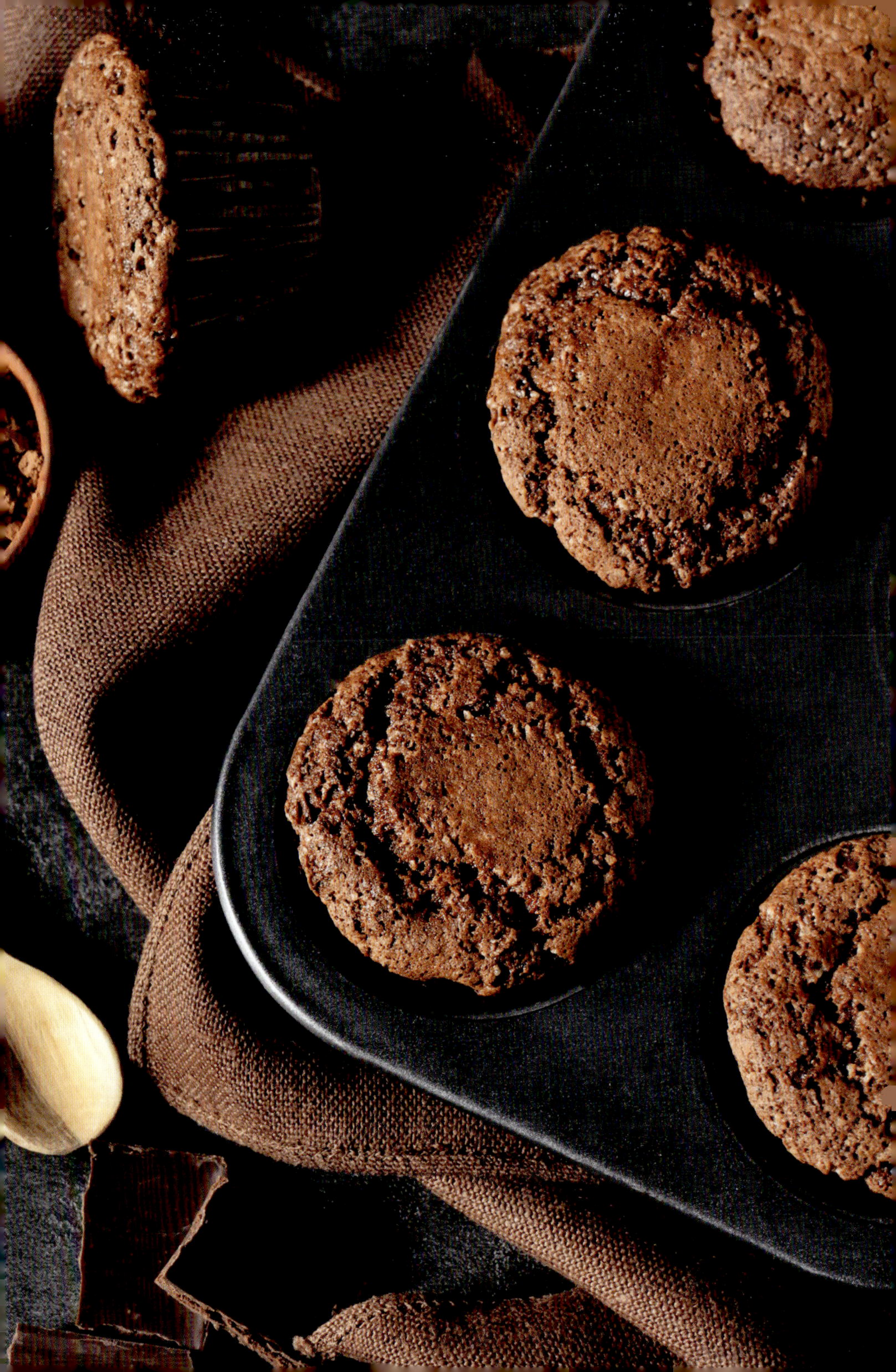

DESSERTS

SCHOKO-NUSS-MUFFINS

Zutaten für 16 Stück:

- 2 Eier
- 120 ml Rapsöl
- 200 ml Buttermilch
- 100 g flüssiger Honig
- 50 g Zucker
- 200 g Weizenvollkornmehl
- 80 g Haferflocken
- 100 g Mandeln (gehackt)
- 100 g Zartbitterschokolade (gehackt)
- 1 TL Backpulver
- 1 TL Natron

Zubereitung:
Den Backofen auf 180° C (Umluft 160° C) vorheizen. Eier mit Öl, Buttermilch, Honig und Zucker verrühren. Das Mehl mit Haferflocken, Mandeln und Schokolade sowie Backpulver und Natron vermischen. Die Mehlmischung mit der Eier-Öl-Mischung zu einem glatten Teig verrühren. Den Teig in doppelt zusammengelegte Muffinförmchen füllen und auf mittlerer Schiene etwa 20 Min. backen. Danach auf einem Kuchengitter auskühlen lassen.

AMBROSIA-CREME

Zutaten für 2 Portionen:

- 200 ml Joghurt (3,5%)
- 1 EL Zucker bzw. wenig Süßstoff
- 1 Pkg. Vanillezucker
- 1 EL Orangensaft
- 4 Blatt Gelatine
- 1 EL Wasser
- 150 ml Schlagobers/Sahne

Zubereitung:
Joghurt mit Zucker und Vanillezucker schaumig rühren, dann den Orangensaft hinzufügen. Die Gelatine in heißem Wasser auflösen und mit der Joghurtmasse verrühren. Schlagobers steif schlagen und vorsichtig unter die Joghurtmasse geben. Die Creme auf 2 Schälchen verteilen und kaltstellen. Nach dem Erkalten nach Belieben mit frischen Früchten garnieren.

KÜRBISKUCHEN

Zutaten für 12 Portionen:

Für den Kuchen:

- 450 g Kürbis, z. B. Hokkaido
- 4 Eier
- 120 g Zucker
- Schale von 1 unbehandelten Orange
- 100 ml Orangensaft
- 70 ml Rapsöl
- 100 g Weizenvollkornmehl
- 100 g Haselnüsse (gemahlen)
- 100 g Kürbiskerne (gemahlen)
- 1 TL Backpulver
- ½ TL Zimt

Für das Topping:

- 250 ml Schlagobers/Sahne
- Staubzucker/Puderzucker

Zubereitung:

Den Backofen auf 160 °C (Umluft 145 °C) vorheizen. Den Kürbis entkernen, schälen und fein raspeln. Die Eier trennen und das Eiweiß steif schlagen. Eigelb mit Zucker, Orangenschale und Orangensaft schaumig schlagen. Nach und nach Öl einrühren und den geraspelten Kürbis unterheben. Das Mehl mit den gemahlenen Nüssen und Kürbiskernen vermischen, Backpulver und Zimt dazugeben. Diese Mehlmischung mit der Kürbis-Ei-Masse verrühren. Zum Schluss den Eischnee vorsichtig unterheben. Eine Kastenform mit Backpapier auslegen, den Teig in die Form füllen und etwa 1 Std. auf der mittleren Schiene backen. Schlagobers steif schlagen. Den abgekühlten Kürbiskuchen in 12 gleichmäßige Stücke teilen und auf Tellern nach Belieben mit geschlagenem Schlagobers und Staubzucker servieren.

ANHANG

Günstige und ungünstige Lebensmittel bei gestörter Glukosetoleranz und Diabetes

Günstige Lebensmittel ☺

Brot- und Backwaren
Alle Brotsorten – bevorzugt dunkle Brote, Vollkorn- und Schrotbrote, Pumpernickel, Kornspitz, Grahamweckerl, Vollkorntoast, Vollkornknäckebrot.

Nährmittel
Teigwaren aus Hartweizengrieß al dente, Naturreis, Bulgur, „Ebly"-Weizen, Polenta, Knödel und Nockerln – jeweils ohne Fettbeigabe; alle Arten von Getreide wie Hirse, Weizen, Roggen, Hafer etc., jeweils auch als Flocken, Vollkorngrieß und ungezuckerte Müsliflocken.

Kartoffeln
In jeder fettarmen Zubereitung wie Salz- oder Petersilkartoffeln, Püree, Kartoffelknödel, in der Schale gekochte Kartoffeln, Kartoffelsalat mit wenig Öl.

Gemüse, Hülsenfrüchte
Jede Art, bevorzugt natur und fettlos zubereitet, evtl. mit Kartoffeln gebunden oder gestäubt.

Salat
Jede Art (Blatt-, Tomaten-, Gurken-, Karottensalat etc.) mit wenig Öl oder fettarmer Marinade.

Obst
2 Handvoll täglich: Äpfel, Birnen, Kiwi, Zitrusfrüchte, Bananen, Pfirsiche, Nektarinen, Marillen (Aprikosen), alle Arten von Beeren und Melonen.

Milch und Milchprodukte
Vollmilch, Sauermilch, Acidophilus-Milch, Kefir, Joghurt, bevorzugt Magermilch und Magerjoghurt, Buttermilch, Diät- oder Diabetikerfruchtjoghurt („Obstgarten Diät", „Vitalinea", „Dany & Sahne Diät", „Nöm Mix Diät", „Hitghurt Diät" etc.).

Zum Süßen
Alle Arten von künstlichen Süßstoffen: flüssig, als Tabletten oder in Streuform.

Getränke
Leitungs-, Soda- und Mineralwasser, Soda Zitron, Früchte-, Kräuter-, Schwarztee; Kaffee, Diät- oder Light-Limonade wie z. B. „Almdudler light", „Coca Cola" light oder zero, „Gröbi", „Schartner Diät".

Fleisch, Geflügel
Max. 100–120 g mageres Rind-, Kalb- oder Schweinefleisch, Wild, Hase, Huhn, Pute (jeweils ohne Haut) 3x pro Woche.

Fisch

Magerer Fisch wie z. B. Scholle, Kabeljau, Seelachs, Seezunge, Forelle, Zander – jeweils natur, gebraten, gedünstet, gegrillt oder gekocht. Thunfisch in Wasser oder Gemüse, Aal, Räucherlachs, Sardine, Makrele, Hering, Russen und alle anderen Fischkonserven sind wichtige Quellen für Omega-3-Fettsäuren.

Wurstwaren, Pasteten etc.

Krakauer, Schinkenwurst, Putenwurst, Puten- oder Rinder-Würstchen, magerer Schinken von Schwein, Rind oder Pute, Kalbfleisch- oder Putenpastete, Light-Pasteten.

Käse, Topfen/Quark, Eier etc.

Käse bis inkl. 35% F. i. T., Topfen/Quark mager 10% oder 20% Fett sowie alle anderen Frischkäse bis 20% Fett, Hüttenkäse; von gekochtem Ei und Spiegelei, fettarm zubereitet, max. 2 Stück pro Woche.

Streich- und Kochfett

Kleine Mengen Butter, Pflanzenmargarine, Diätmargarine (ca. 1 EL pro Tag) als Streichfett; bei Übergewicht max. Halbfettmargarine (wie „Becel leicht", „Becel proaktiv" oder „Lätta" etc.) und auf dem Brot nur die Poren verstreichen; alle Arten von Öl (1–2 EL als Kochfett für alle Gerichte!).

Ungünstige Lebensmittel ☹

Zucker und Zuckerwaren
Alle Arten wie Kristall-, Würfel-, Staub-, Vanillezucker, Vollzucker, Rohrzucker, brauner Zucker, Diabetikerhonig, Honig, Ahornsirup, Fruchtzucker, Sorbit (= Diabetikerzucker, Zuckeraustauschstoff).

Nahrungsmittel, die Zucker in reiner Form enthalten
Bonbons, saure Drops, Kaugummi, Gelee, kandierte Früchte, Marmeladen, Schokolade, Nougat, Konfekt, Marzipan, Trüffel etc. (auch Diabetikerschokoladen und Diabetikerkonfekt).

Speisen, die mit Zucker zubereitet werden
Alle Arten von Mehlspeisen (Apfel-, Topfenstrudel, Auflauf, Schmarren etc.), Kuchen, Torten, Kekse, Waffeln, Schnitten (auch Diabetikerkekse, Diabetikerschnitten etc.), Eis, Creme, Pudding, Fruchtjoghurt, Topfenfruchtcreme, Frappé, Obstkonserven.

Zuckerhältige Getränke
Fruchtsirup wie Himbeersaft, Orangeade, Diabetikersirup, Kombucha, alle Limonaden wie Cola, Almdudler, Tonic-Water etc., Fruchtsaftgetränke und -nektar, naturreine, ungezuckerte und selbstgepresste Fruchtsäfte wie Orangen-, Grapefruit-, Apfelsaft; Instant-Kakaogetränke, Instant-Teemischungen, Traubenmost, Gemüsesaft, Eistee, Mineralwasser mit Zutaten.

Zuckerhältige alkoholische Getränke
Dunkles und alkoholfreies Bier, Likör, Dessert- und Fruchtwein, Süßwein, Sturm, Punsch, Bowle, Aperitif, Magenbitter, Cocktails, halbsüßer und süßer Sekt.

Obst
Dörrobst, Weintrauben, Kirschen, Weichseln, Zwetschken.

Fleisch, Geflügel, Fisch
Alle Sorten von fettem und durchzogenem Fleisch, Lamm (sichtbare Fettränder wegschneiden!), Gans, Ente. Nicht panieren, Zubereitung nach Pariser oder serbischer Art meiden.

Wurstwaren, Pasteten etc.
Salami, Kantwurst, Wiener, Polnische, Blutwurst, Käsewurst, Würstchen, Debreziner, Bratwurst, Burenwurst, Knackwurst, Extrawurst, Krainer, Mortadella, Mettwurst und alle anderen fetten Wurstsorten, Speck, Leberkäse, fetter Schinken, Leberpastete, Verhackertes, Grammeln, Grammelschmalz.

Käse, Topfen/Quark, Eier etc.
Käse über 35% F.i.T., Topfen/Quark über 20% Fett, Gervais, Schlagobers (Sahne), Rahm, Crème fraîche, Mascarpone, Rührei, Ham & Eggs.

Streich- und Kochfett
Butter, Milchmargarine, Schmalz, Butterschmalz, Kokosfett, Kokosöl, Frittierfett.

Salzgebäck, salzige Knabberartikel

TAXIERUNGSTABELLE

- eiweißreich
- leicht verdaulich
- vegetarisch
- weich
- für Diabetiker geeignet
- ballaststoffreich

Frühstück	eiweißreich	leicht verdaulich	vegetarisch	weich	für Diabetiker geeignet	ballaststoffreich	Seite
Bananenshake	×	×	×	×	×		145
Beeren-Smoothie	×	×	×	×	×	×	67
Beerenmüsli mit Amaranth			×		×	×	98
Belegte Brote mit Erdbeerquark	×				×		67
Birchermüsli			×			×	146
Buttermilch-Vollkorn-Pancakes	×	×	×	×	×	×	145
Ei im Glas mit Frühlingsgemüse	×		×		×	×	143
Eieraufstrich	×		×	×	×		143
Fruchtiger Cottage Cheese	×	×	×	×	×		124
Himbeer-Bananen-Shake	×	×	×	×	×	×	123
Hüttenkäse mit Frühlingsgemüse	×		×		×	×	97
Kressequark mit Radieschen	×		×		×		67
Overnight Oats			×	×	×	×	65
Porridge		×	×	×	×	×	124
Rhabarber-Haferflocken			×	×	×	×	97
Rührei auf Champignons	×		×	×	×	×	65
Schinkenaufstrich	×			×	×		98
Sellerie-Quark-Aufstrich	×	×	×	×	×		124
Vollkorn-Toast mit Schafskäseaufstrich	×	×	×	×	×	×	98
Weiches Ei mit Kräuterjoghurt	×	×	×	×	×		123

Kleine Speisen							Seite
Avocado-Hüttenkäse	x		x	x	x		147
Camembert-Birnen-Salat	x		x		x	x	70
Geflügelsalat	x	x			x		125
Gefüllte Gurken			x	x	x	x	69
Gemüsedrink	x		x	x	x	x	69
Italienischer Nudelsalat			x		x	x	147
Kichererbsensalat			x		x	x	70
Kräuterquark-Schinkenröllchen	x	x		x	x		126
Lauch-Schinken-Muffins					x	x	101
Limettenmilchreis	x	x	x	x	x		126
Linsensalat mit Ananas			x		x	x	99
Obst-Brie-Salat	x		x			x	148
Pfirsichshake			x	x	x		148
Quark-Gemüse-Terrine	x	x	x	x	x		125
Rucola-Tomaten-Salat			x		x	x	101
Thunfischsalat mit Stangensellerie	x				x	x	99

Suppen							Seite
Avocadocremesuppe			x	x	x		149
Blumenkohl-Curry-Suppe			x	x	x	x	71
Brokkolicremesuppe		x	x	x	x	x	127
Elsaß-Lothringer-Suppe	x				x		151
Gemüsesuppe mit Hirse			x	x	x	x	104
Goldregensuppe		x	x	x	x		127
Haferschleimsuppe		x	x	x	x	x	127
Italienische Kartoffelsuppe				x	x	x	103
Kalte Rote-Bete-Suppe	x		x		x	x	73
Karottencremesuppe		x	x	x	x		128
Kohlrabicremesuppe			x	x	x	x	103
Kürbiscremesuppe			x	x			151

Leichte Kartoffelsuppe		×	×	×			71
Tomatensuppe mit Amaranth			×	×	×		104
Waldviertler Suppentopf	×			×	×	×	73
Wärmende Kartoffelsuppe			×	×	×		149

Vegetarische Hauptspeisen							**Seite**
Bandnudeln in Käsesauce			×	×	×	×	107
Brokkoli-Nudel-Auflauf		×	×	×	×	×	153
Gemüsespätzle		×	×	×	×	×	129
Karotten-Lauch-Auflauf	×		×		×	×	74
Kartoffel-Ei-Gemüse	×		×		×	×	75
Kartoffel-Zucchini-Auflauf	×	×	×	×	×		130
Käse-Kartoffel-Omelett	×		×	×	×		153
Käsenockerln	×		×	×	×		154
Kürbiscurry mit Naturreis			×		×	×	105
Omelett mit Zucchini	×		×	×	×		105
Quark-Gnocchi	×	×	×	×	×		129
Spinat-Ricotta-Wölkchen	×	×	×	×	×		77
Tofulaibchen	×		×		×	×	74

Süße Hauptspeisen							**Seite**
Apfelknödel mit Vanillesauce		×	×	×			108
Kirschauflauf	×		×	×	×	×	78
Pfirsichpfannkuchen		×	×	×	×		109
Quarkauflauf mit Beerenkompott	×	×	×	×		×	131
Quarkschmarren	×	×	×	×	×		78
Süße Quark-Grieß-Nockerln		×	×	×			132
Süßer Nektarinen-Risotto		×	×	×			155
Ungarische Reisnockerln	×	×	×	×			155

Hauptspeisen mit Fleisch							**Seite**
Curryhuhn mit Ananas	×				×	×	111
Einmachhuhn	×	×		×	×	×	133
Gefüllte Zucchini	×			×	×		81
Gemüseragout mit Putenfleisch	×			×	×	×	111
Hackfleischlaibchen mit Feta	×			×	×		156
Kalbsbutterschnitzel	×	×		×	×		133
Kalbsragout	×			×	×	×	79
Kalbsschnitzel mit buntem Gemüse	×				×	×	157
Krautfleisch					×	×	112
Putenrouladen	×	×			×		135
Rosmarinhühnchen mit Fenchel	×	×			×		79
Überbackenes Schweinefilet	×						156
Zwiebelfleisch alla Mamma	×				×		83

Hauptspeisen mit Fisch							**Seite**
Fischfilet mit Mandelhaube	×				×		159
Fruchtiges Fischcurry	×			×	×		114
Kabeljaufilet mit Spinatfüllung	×			×	×		85
Penne mit Räucherlachs	×				×		159
Rotbarschfilet in Karottensauce	×	×		×	×		136
Schollenröllchen im Zucchinimantel	×	×		×	×		87
Schollenröllchen in Dillsauce	×	×		×	×		136
Wildlachs mit Brokkoli	×				×		85
Zander auf Paprikakraut	×				×	×	113

Salat und Gemüsebeilagen							**Seite**
Blumenkohl in Käsesauce	×		×	×			160
Bunter Gemüsesalat			×		×	×	91
Chicorée-Orangen-Salat			×		×	×	91
Fenchel-Orangen-Salat			×		×	×	161
Fenchelgemüse		×	×	×	×		138
Frühlingssalat			×		×	×	89
Junges Karottengemüse		×	×	×	×		137
Lauchsalat mit Mais			×		×		160
Radieschensalat			×		×	×	115
Ratatouille			×	×	×	×	89
Rote-Bete-Salat		×	×	×	×		137
Sellerie-Apfel-Salat			×		×	×	161
Selleriepüree		×	×	×	×		137
Spargel-Tomaten-Salat			×		×		117
Waldorfsalat			×		×	×	117
Zucchinisalat mit Joghurtdressing			×		×		115

Desserts							**Seite**
Ambrosia-Creme			×	×	×		163
Apfelbiskuit		×	×	×			140
Beerenquark	×	×	×	×	×	×	93
Buttermilchterrine	×	×	×	×	×		139
Haferflocken-Cookies			×		×	×	93
Heidelbeertorte			×			×	118
Joghurtschnitten	×	×	×	×			118
Karottenkuchen			×		×	×	94
Kürbiskuchen			×		×	×	164
Mohn-Nuss-Kuchen			×	×	×	×	119
Quark-Pfirsich-Creme	×	×	×	×	×		139
Schoko-Nuss-Muffins			×	×		×	163

KÜCHENLEXIKON

Eierschöberl	siehe Schöberl
Eierspeise	Rührei
Grammeln	Grieben
Heidelbeeren	Blaubeeren
Karfiol	Blumenkohl
Knödel	Klöße
Kren	Meerrettich
Faschierte Laibchen	Frikadellen
Lauch	Porree
Marillen	Aprikosen
Marillenmarmelade	Aprikosenkonfitüre
Melanzani	Aubergine
Obers	Sahne
Omelett	Eierkuchen
Palatschinken	Pfannkuchen
Nockerln	Klößchen
Ribisel	Johannisbeeren
rote Rüben	rote Bete
Rucola	Rauke
Sauerrahm	saure Sahne
Schlagobers	Schlagsahne
Schmelzende Haferflocken	sehr feine Haferflocken, die sich in Flüssigkeit sofort auflösen
Schöberl	österr. Eierteigware, als Suppeneinlage oder mit Zucker als Süßspeise verwendet
Semmelbrösel	Paniermehl
Staubzucker	Puderzucker
Topfen	Quark
Vogerlsalat	Feldsalat

REZEPTÜBERSICHT

Bei Fettleber

Gesunde Ernährung

Leichte Vollkost

Mangelernährung

LITERATUR

Allgemein

Buscher (2010): Ernährung bei Leberzirrhose [WWW], http://www.medicoconsult.de/wiki/Ern%C3%A4hrung_bei_Leberzirrhose [Stand 26.02.2011], (14.11.2010)

Buscher (2010): Vitaminmangel bei Leberzirrhose [WWW], http://www.medicoconsult.de/wiki/Vitaminmangel_bei_Leberzirrhose [Stand 14.04.2011], (23.05.2010)

DGE (2010): Ernährung bei Lebererkrankungen (Teil 1): Möglichkeiten einer Ernährungstherapie bei Fettleber [WWW], http://www.dge.de/modules.php?name=News&file=article&sid=1037 [Stand 26.02.2011], (18.05.2010)

DGE (2010): Ernährung bei Lebererkrankungen (Teil 2): Möglichkeiten einer Ernährungstherapie bei Leberzirrhose [WWW], http://www.dge.de/modules.php?name=News&file=article&sid=1053 [Stand 26.02.2011], (19.08.2010)

DGE (2010): Vollwertig Essen und Trinken nach den 10 Regeln der DGE [WWW], http://www.dge.de/modules.php?name=Content&pa=showpage&pid=15 [Stand 17.05.2011], (07.2010)

Diabetes-World.Net (2009): Ein Gläschen in Ehren... ? [WWW], http://www.diabetes-world.net/Portal-fuer-Patienten-und-Interessierte/Diabetes-behandeln/Diaet-und-Ernaehrung/Wein-und-Diabetes.htm?ID=3155 [Stand 03.05.2011], (16.09.2009)

Gerber (o.J.): Diätetische Empfehlungen nach Lebertransplantationen [WWW], http://www.vdoe.de/fileadmin/redaktion/download/jahrestagung/2010/vortraege/freitag/s1_1430_gerber.pdf, [Stand 03.05.2011]

Hütterer (o.J.): Ernährung bei Therapienebenwirkungen.

Kasper (2004): Ernährungsmedizin und Diätetik. Urban & Fischer, München.

Koula-Jenik et al. [Hrsg.] (2006): Leitfaden Ernährungsmedizin. Urban & Fischer, München.

Layer/Rosien [Hrsg.] (2008): Praktische Gastroenterologie. Urban & Fischer, München.

Marktl (2008): Leber Pathophysiologie. Akademie für den Diätdienst und ernährungsmedizinischen Beratungsdienst, Wien.

Niederau (2010): Die richtige Unterstützung bei Lebererkrankungen und Diabetes. In: Ernährungs Umschau 6/10, S.308f

Niederau (2010): Lebererkrankungen und Glukosestoffwechsel. In: Ernährungs Umschau 6/10, S.312ff

Plauth/Schütz (2011): Ernährung bei Lebererkrankungen. Aktuel Ernahrungsmed 2011; 36:121 -135

Plauth/Müller-Nothmann (2010): Wegweiser für den Leberkranken mit Richtlinien zur Ernährung. Dr. Falk Pharma GmbH, Freiburg.

Schauder/Ollenschläger [Hrsg.] (2006): Ernährungsmedizin. Prävention und Therapie. Urban & Fischer, München.

Verband der Diaetologen Österreichs (o.J.): Essen und Trinken für Nierenkranke: Eiweißdefinierte Ernährung, Verband der Diaetologen Österreichs, Wien.

Weimann et al (2003): DGEM-Leitlinie Enterale Ernährung: Chirurgie und Transplantation [WWW], http://www.dgem.de/leitlinien/II.2.pdf, [Stand 25.04.2011]

Links

Verband der Diaetologen Österreich: www.diaetologen.at

Forum. Ernährung heute (2017): Gesunde Leber – was man dafür tun kann! http://www.forum-ernaehrung.at/pressemeldungen/detail/news/detail/News/gesunde-leber-was-man-dafuer-tun-kann/ (28.04.2018).

Ernährung bei Lebererkrankungen

Fettleber

Gruber, M. (2017): Ernährung heute: Fokus Leber. forum.ernährung heute, 3–6.

Koch, A./Herbers, U. (2016): Erkrankungen der Leber. In: E&M – Ernährung und Medizin 31, 57–61.

Plauth, M. et al. (2014): S3-Leitlinie der Deutschen Gesellschaft für Ernährungsmedizin (DGEM) in Zusammenarbeit mit der GESKES, der AKE und der DGVS Klinische Ernährung in der Gastroenterologie (Teil 1) – Leber. Aktuel Ernahrungsmed 39, e1–e42.

Walle, H. (2016): Das Leberfasten nach Dr. Worm. In: E&M – Ernährung und Medizin 31, 73–75.

Worm, N. et al. (2016): Nichtalkoholische Fettlebererkrankung. In: E&M – Ernährung und Medizin 31, 67–72.

Worm, N./Teutsch, M. (2018): Leberfasten nach Dr. Worm – Das innovative Low-Carb-Programm gegen die Fettleber. Stuttgart: Trias-Verlag, 2. Auflage.

www.essteam.de (Abbildung S. 19, Bausteinsystem beim „sanften Leberfasten“)

Gallensteinleiden

Graziadei, I. (2010): Ernährung bei Leber- und Gallenerkrankungen. In: Ledochowski, M. (Hg.): Klinische Ernährungsmedizin. Wien: Springer, 207–217.

Lammert F. et al. (2007): S3-Leitlinie der Deutschen Gesellschaft für Verdauungs- und Stoffwechselkrankheiten und der Deutschen Gesellschaft für Viszeralchirurgie zur Diagnostik und Behandlung von Gallensteinen. Z Gastroenterol 45, 971–1001.

Schusdziarra, V. (2006): Cholelithiasis. In: Schauder, P./Ollenschläger, G. (2006): Ernährungsmedizin. München: Urban & Fischer, 1104–1108.

Hepatitis

Deutsche Leberstiftung (o.J.): Häufige Fragen. http://www.deutsche-leberstiftung.de/hilfe/haeufige-fragen-1 (23.03.2018).

Plauth, M. et al. (2014): S3-Leitlinie der Deutschen Gesellschaft für Ernährungsmedizin (DGEM) in Zusammenarbeit mit der GESKES, der AKE und der DGVS Klinische Ernährung in der Gastroenterologie (Teil 1) – Leber. Aktuel Ernahrungsmed 39, e1–e42.

Schauder, P. (2006): Lebererkrankungen. In: Schauder, P./Ollenschläger, G. (Hg.): Ernährungsmedizin. München: Urban & Fischer, 1087–1103.

Leberzirrhose

DGE (2010): Ernährung bei Lebererkrankungen (Teil 2): Möglichkeiten einer Ernährungstherapie bei Leberzirrhose. http://www.dge.de/modules.php?name=News&file= article&sid=1053 (Stand: 26.02.2011, abgerufen am 23.03.2018).

Höfler, E./Sprengart, P. (2012): Leberzirrhose. In: Höfler, E./Sprengart, P.: Praktische Diätetik. Stuttgart: Wissenschaftliche Verlagsgesellschaft, 531–539.

Plauth, M. et al. (2014): S3-Leitlinie der Deutschen Gesellschaft für Ernährungsmedizin (DGEM) in Zusammenarbeit mit der GESKES, der AKE und der DGVS Klinische Ernährung in der Gastroenterologie (Teil 1) – Leber. Aktuel Ernahrungsmed 39, e1–e42.

Tumore der Leber

Höfler, E./Sprengart, P. (2012): Ernährung bei onkologischen Erkrankungen. In: Höfler, E./Sprengart, P.: Praktische Diätetik. Stuttgart: Wissenschaftliche Verlagsgesellschaft, 624–635.

Leitlinienprogramm Onkologie (Deutsche Krebsgesellschaft, Deutsche Krebshilfe, AWMF): Diagnostik und Therapie des hepatozellulären Karzinoms, Langversion 1.0, AWMF Registrierungsnummer: 032-053OL. http://leitlinienprogramm-onkologie.de/Leitlinien.7.0.htm (23.03.2018).

Plauth, M. et al. (2014): S3-Leitlinie der Deutschen Gesellschaft für Ernährungsmedizin (DGEM) in Zusammenarbeit mit der GESKES, der AKE und der DGVS Klinische Ernährung in der Gastroenterologie (Teil 1) – Leber. Aktuel Ernahrungsmed 39, e1–e42.

Lebertransplantationen

Plauth, M. et al. (2014): S3-Leitlinie der Deutschen Gesellschaft für Ernährungsmedizin (DGEM) in Zusammenarbeit mit der GESKES, der AKE und der DGVS Klinische Ernährung in der Gastroenterologie (Teil 1) – Leber. Aktuel Ernahrungsmed 39, e1–e42.

Seltene Lebererkrankungen

European Porphyria Network (2018): The porphyrias. http://porphyria.eu/en (22.2.2018).

Müller, Anette (o.J.): Gesunde Ernährung bei Alpha-1-Antitrypsinmangel. http://www.alpha1-deutschland.org/ernaehrung (22.2.2018).

Strassburg, C. P. et al. (2017): S2k Leitlinie Autoimmune Lebererkrankungen. Z Gastroenterol 55, 1135–1226.

Empfehlungen bei ...

Plauth, M. et al. (2014): S3-Leitlinie der Deutschen Gesellschaft für Ernährungsmedizin (DGEM) in Zusammenarbeit mit der GESKES, der AKE und der DGVS Klinische Ernährung in der Gastroenterologie (Teil 1) – Leber. Aktuel Ernahrungsmed 39, e1–e42.

Laevolac Lactulose Konzentrat orale Lösung/Fachinformation. http://www.shijiebiaopin.net/upload/product/201252420000614.PDF (01.05.2018).

Irmgard Fortis
Johanna Kriehuber
Ernst Kriehuber

Ernährung bei Gallensteinen und nach der Gallenblasenentfernung

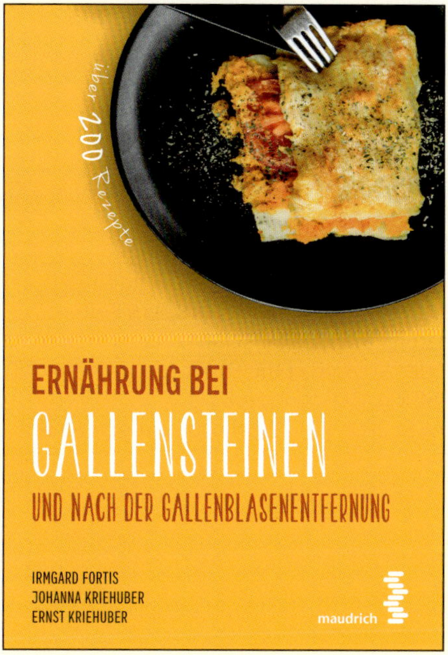

maudrich.gesund essen

maudrich, 4., überarbeitete Auflage 2017,
160 Seiten, farbig, Klappenbroschur
EUR (A) 16,90 / EUR (D) 16,40 / sFr 21,70 UVP
ISBN 978-3-99002-044-9

Gesund essen bei Gallenerkrankung

Beschwerden nach üppigem Essen, Völlegefühl und Verdauungsprobleme? Gallensteine sind ein weit verbreitetes Leiden. Gelegentlich bleiben Probleme auch nach der Entfernung der Gallenblase bestehen. Doch mit der richtigen Ernährung bekommen Sie die Beschwerden rasch in den Griff.
Dieser Ratgeber erklärt die Funktion der Galle, beschreibt Ursachen von Gallenerkrankungen und zeigt die aktuell besten Behandlungsmöglichkeiten auf. Sie erhalten zahlreiche Empfehlungen für das Essen zu Hause, unterwegs und im Restaurant sowie für eine schonende Zubereitung. Unter den zahlreichen Rezepten finden sich schnelle Snacks für zwischendurch ebenso wie Suppen, Fisch- und Fleischgerichte, vegetarische Kochideen und schmackhafte Desserts.

Ihr Plus

- Über 200 köstliche Rezepte
- Kinder-Lieblingsspeisen und Gerichte zum Vorkochen
- Tageskostpläne und Aufbaukostpläne nach einer Operation
- Symbole zur Orientierung: Welche Speise passt wann?
- Mit gratis Einkaufslisten-App

Thomas Stulnig
Simone Höger

Ernährung bei erhöhten Blutfetten Cholesterin & Triglyzeride

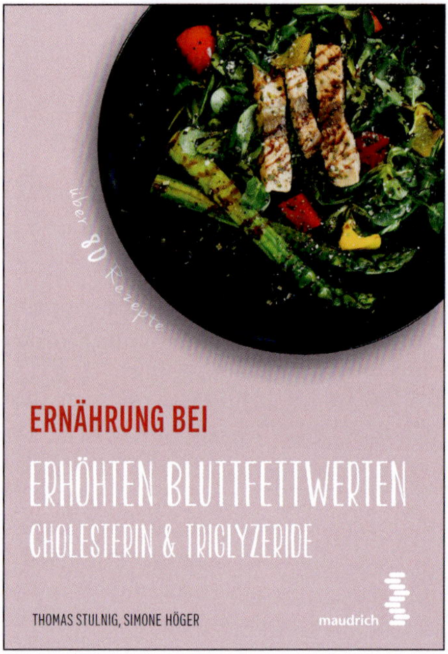

maudrich.gesund essen

maudrich, 2. Auflage 2018, 116 Seiten,
farbig, Klappenbroschur
EUR (A) 16,90 / EUR (D) 16,40 / sFr 21,70 UVP
ISBN 978-3-99002-083-8
Auch als e-PDF: ISBN 978-3-99030-824-0

Köstlich essen bei erhöhten Blutfetten

Ein zu hoher Cholesterinspiegel oder erhöhte Triglyzeridwerte lassen sich in vielen Fällen durch richtige Ernährung deutlich verbessern – und das, ohne auf gutes Essen zu verzichten!
Genießen Sie mit den passenden Rezepten Thunfischsteak, Lasagne, fettfreie Kartoffelchips oder Himbeer-Joghurt-Schnitten. Viele weitere ausgewogene Kochideen finden Sie in diesem Buch.

Ihr Plus

- Über 80 köstliche Rezepte, darunter glutenfreie, laktosefreie und vegane Speisen
- Tageskostpläne und genaue Nährwerttabellen
- Tipps für das Essen unterwegs oder im Restaurant
- Spezielle Empfehlungen für verschiedene Fettstoffwechselstörungen
- Mit gratis Einkaufslisten-App

Eva Krainz
Bernhard Ludvik

Ernährung bei Diabetes

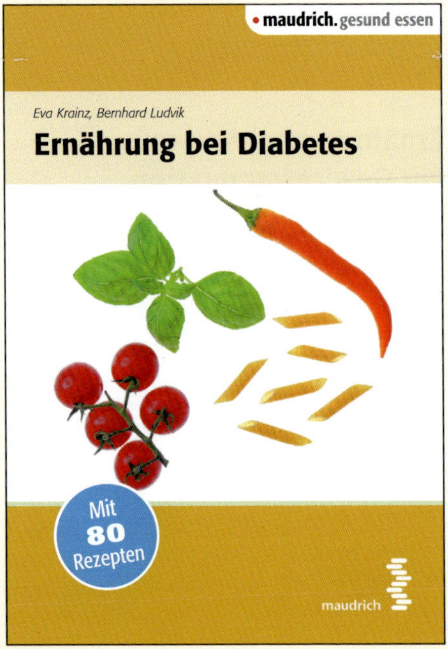

maudrich.gesund essen

maudrich 2015, 136 Seiten, farbig,
Klappenbroschur
EUR (A) 14,90 / EUR (D) 14,50 / sFr 19,90 UVP
ISBN 978-3-85175-986-0

Genussvoll essen trotz Diabetes!

Diabetes ist eine häufig vererbte Erkrankung. Doch über Lebensstil und Nahrung können Sie nicht nur vorbeugen, sondern auch den Krankheitsverlauf entscheidend beeinflussen und Ihr Wohlbefinden steigern. Dieses Buch zeigt, wie Sie mit gezielter Ernährung Übergewicht und Blutdruck reduzieren, Blutzuckerentgleisungen vermeiden und im Alltag gesund genießen können. Die über 80 Rezepte reichen von fruchtig-leicht bis herzhaft und schmecken der ganzen Familie.

Ihr Plus

- Hilfreiche medizinische Hintergrundinfos
- Tipps zur ausgewogenen Ernährung und Mahlzeitenplanung
- Praktische BE-Übersichtstabelle
- Über 80 Rezepte mit Nährwertangaben